博思智庫

博思智庫

博思智庫

博思智庫

拍毒聖經

破解五大族群健康困擾的拍打排毒

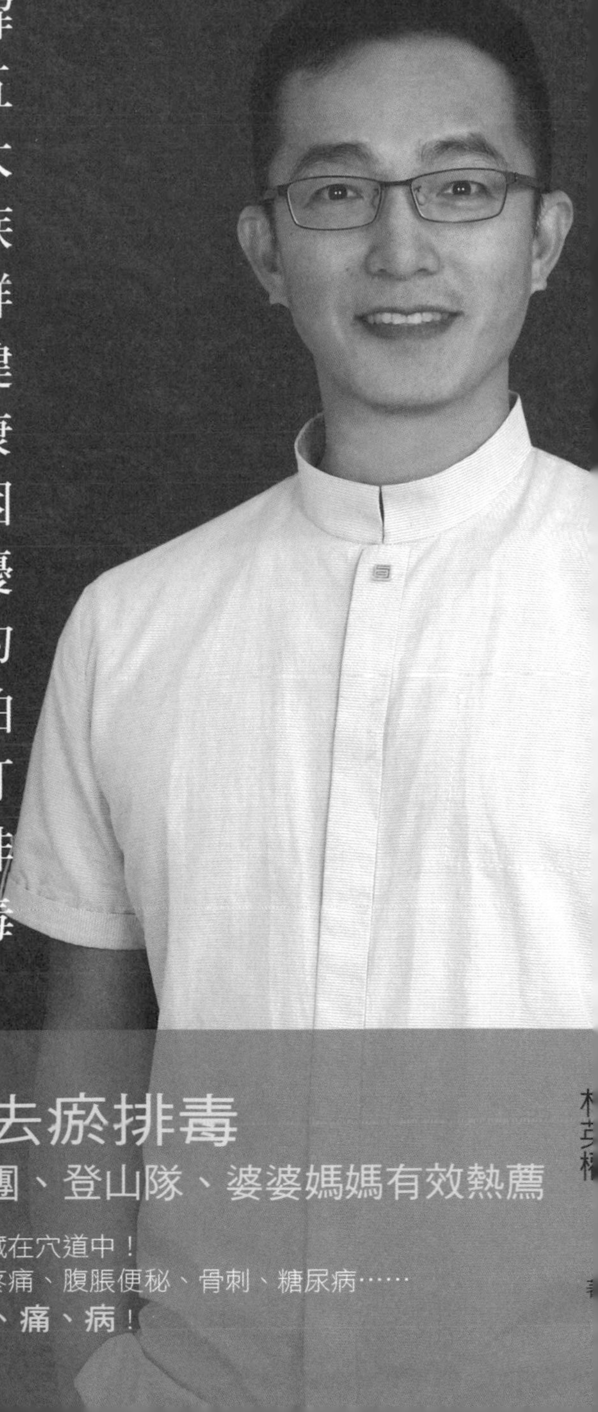

拍對穴位，去瘀排毒

竹科上班族、跑步團、登山隊、婆婆媽媽有效熱薦

所有痠痛疾病，是因為毒素藏在穴道中！
水腫肥胖、骨質疏鬆、關節疼痛、腹脹便秘、骨刺、糖尿病……
拍打對症經脈，徹底改善**痠**、**痛**、**病**！

目錄 Contents

Part 02

拍毒打病——那些身體沒說的事……

自《黃帝內經》開始，中醫治病手法即有砭、針、灸、藥。砭就是按摩、推拿、拍打的療法，屬於物理性、不侵入的方式，隨時隨地都可以施行，達到保健養生的效果。

Part 03

拍除病氣——直擊五大族群，實測病症和拍打功效

了解身體循經的經絡原理，找到真正病兆，施行對症拍打療法，找回身體自癒的關鍵，病氣拍除，毒素沒了，經絡通了，症狀自然有所改善。

Part 04

拍不投機——如何拍、怎麼打，教你正確關鍵的自體拍毒

拍打其實沒有太多訣竅，只要掌握前中後三大關鍵重點。拍打前，要記憶平日的「痛處」，留意時間點，即可進入療程；拍打期間，請務必專心致志，由「痛點」入手，同時掌握姿勢，拿捏力道；拍打後，喝杯溫開水，進行自我健康評估，等待身體恢復自癒力。

附錄

拍打之外——生活中的「輕」運動，讓成熟大人簡易祛病延壽

古語說：「筋長一寸，壽延十年。」每天維持半小時到一小時的靜坐吐納練習，藉由瑜珈伸展，拉開肌肉束，可使瘀結慢慢地消散，經脈也能一天比一天更為柔軟有彈性。

【名人推薦序】

給人療癒、給人青春、給人健康之道！

認識英權是來自他來大地做採訪，看起來像三十出頭歲，他卻告訴我已快半百，他談起養生保健，生動自然，對中國老祖宗中醫經典《黃帝內經》，引經據典，簡白易懂。

我推薦這本書就像溫泉酒店的給人療癒、給人青春、給人健康之道，讓我們各自努力散播正能量，讓大家更健康！

北投大地溫泉酒店董事長 王雪梅

【名人推薦序】

拍毒除瘀，健康養生的基礎！

看到英權將《黃帝內經》難懂的經絡理論，以淺顯易懂的文字表達出來，更以現代生物科學的理論將體內毒素如何形成，結合中西醫學理論想法介紹給讀者，將中醫的經絡說得令人耳目一新，驚艷的好內容。

拍毒除瘀做為健康養生的基礎，不僅簡單易學更可以達到促進氣血循環、預防疾病的功效。

我推薦本書，希望國人能夠改變生病一定得吃藥的認知，也可以省下大量的醫療資源，用在更需要的地方。健康自己維護，青春美麗靠自己。

名主播 蘇逸洪

【名人推薦序】

做好身體保健，就不用看醫生！

平時做好身體保健，就不用看醫生。

中醫為體，西醫為用。身為東港子弟，我認為林英權的《拍毒聖經：破解五大族群健康困擾的拍打排毒》是今年最值得看的一本好書！

新光醫院婦產科主治醫師 潘恆新

聲明

關於本書自體拍毒的案例實證、拍打療癒、養生建議等，僅供評估參考；由於每個人體質和狀況的不同，在執行「拍毒」的過程，建議邊拍邊檢視身體反應，一開始最好能有專業老師進行施力指導和停損點評估，避免過度或過猛，使自己不堪負荷。

此外，若身體已有明顯病兆，應積極尋求相關科別的醫師諮詢，同時回到平日生活習慣的良好調整，才能對症而解，不藥而癒。

01 Part

前言——什麼是自體拍毒？

經絡拍打依力度和目的性，可分為兩種：保健用、對症用，假如用在保健身體，基本上可以維持經絡舒暢、鬆筋健骨，假使要除瘀排毒的話，就可以用比較大一點的力道，讓震動帶引身體擺脫這些陳年的瘀痧。

拍打過程，表皮會感受到一點疼痛，是毒瘀穿過肌肉組織，從身體的內部浮到肌膚表面，藉由拍打，把原本藏在身體裡面的毒素拍打到外面，使其離開經絡，就能經過表皮的肌膚代謝、消散。

01 我的毒素累積歷程

長年下來，當事業越見成長之際，身體卻慢慢出現狀況，濃密的頭髮開始大把大把地掉，體力也跟著變差……

忙碌工作，身體不斷累積毒素

身體總是在你忽略並持續傷害它的時候，反過來讓你知道它的重要性。

五年級生的我，從小就有遺傳性的B型肝炎，在就讀高中、大學的時候，維持著良好的運動習慣，打籃球、網球和游泳，雖然時常需要熬夜唸書，並不會特別感到身體疲勞或不適狀況。

肝炎沒有為生活帶來侷限，看不到遺傳帶來的病徵，會對身體帶來什麼樣的問題或不良影響，一路與它和平共處了三十年。

直到當完兵，正式進入職場之後，才慢慢發覺到身體有些異樣。

那時，我三十幾歲，碰巧遇上台灣半導體產業正在起飛時刻，仗著年輕身體好，公司大小事幾乎來者不拒，不停地在工廠和辦公室往返忙碌著，驗製程、驗機器、擴廠，從八吋到最新的十二吋製程開發，經常就在輪值大小夜班中渡過。

追求人生更高理想的腳步不曾停下，累積六年多的台積電工作經驗，我願意面對更為艱難的挑戰，於是遠赴大陸工作，負責管理上千位員工、下轄數個工廠的運作，同時處理公司事務，「生活是工作，工作也就是全部的生活」，成為最好的代名詞。

然而，長年下來，當事業越見成長之際，身體卻慢慢出現狀況，濃密的頭髮開始大把大把地掉，於是索性把長髮剪短，想要掩飾開始變得稀疏的髮量。後來體力也跟著變差，想要做運動的力氣都消失了，臉上總是暗淡無光，眼眶泛著一圈黑，兩頰也長出一些黑斑……

西醫療法不見好轉，日漸衰敗的身體

回想就學時期，曾經測過 GOT、GPT 指數，都還在正常值，後來，工作期間的指數已高達一百六十，可以明顯看到肝指數顯著成長，但是這個成長並不值得慶賀，它只代表著肝臟一直持續發炎，以及肝細胞走向壞死的狀態。

「林先生，你的肝臟已經有纖維化的狀況了！」

醫師藉由超音波照射檢測看到粗糙的表面，表示組織無法修復代謝，宣布那時已經四十歲的我，肝臟已經惡化到肝硬化的前期階段。

長期超時超載的工作，沒有好好地休息的後果，使得肝臟無法獲得良好的修復，發炎狀況越來越嚴重，身體情況可說面臨岌岌可危的處境。

後來，家人要我到醫院檢查治療，醫師開立干擾素藥物，每週一次往自己肚皮皮下脂肪注射一劑，大概治療了一年半，GOT、GPT 指數依舊持續飆高，掉髮情況依舊，身體不見好轉，體重還一路直線上升。

四十出頭的我，看起來就像是又老又胖的衰老模樣，二姊還說：「你比較像我哥哥耶！」於是漸漸對自己的外表失去自信，也不太喜歡拍照了。

暫停西醫療法之後，心想：「難道就要這樣過了一生嗎？」這時候，人生的轉機出現了。

02

自我實驗，開啓「拍毒」契機

持續拍打、黑點出現，到紅疹自動消散，搔癢沒了，疼痛也不見，換來的是舒暢的身體，因為這一段奇妙的經歷，開啟了我的拍打排瘀的自救之旅。

人生的轉機，嘗試拍打自救

有一天，二姊突然送我一本書——《醫行天下》，出於好奇，很快地以看武俠小說的方式讀完全書，驚覺到醫病方式不見得一定要從西醫進入治療，遠古時代《黃帝內經》相傳下來的中醫經脈疏通，更是一種系統科學的作法。

這時候，我的身體已經惡化到一定程度，腋下開始突然長出一顆顆凸起來、紅腫的疹子，莫名且持續不退的搔癢，伴有疼痛感受。

此時，靈光一現，想到書中提到的「拍打」，心想：「已經沒有什麼療法了，既然這麼痛，不如也自己拍拍看！」試著用力往自己腋下拍打，強忍著疼痛，一陣咬牙猛拍之後，一面看著鏡子裡面，腋下居然出現一顆又一顆如黑豆大小的突點，過了三分鐘之後，就拍打出非常多一顆一顆的毒痧，集合成一片。

神奇的事還在後頭，大概拍打了十分鐘之後，腋下居然就不癢了，而且原來一顆一顆紅腫的疹子，也跟著消散不見。

後來，我發現「拍打」就像是一種強力且深入的「按摩」，可是它又帶著一種又痛又爽的感受，使身體產生一股熱流在患部不停地流動，同時慢慢冒出一顆顆深綠色點點，它們正是「瘀」。

持續拍打、黑點出現，到紅疹自動消散，搔癢沒了，疼痛也不見，換來的是舒暢的身體，因為這一段奇妙的經歷，開啟了我的拍打排瘀的自救之旅。

這也是我第一次發現，原來「拍打」對自己的身體狀況很有用，具有神奇的效果，因而生出種種疑惑——為什麼「拍打」有效？該拍哪裡？什麼是經絡穴位？為什麼身體會癢會痛？

自此，我開始深入探究中醫學，從《黃帝內經》等原典查找相關醫理。

本科是台大造船系，畢業後直升材料所的工科學歷，跟拍打穴道的領域，壓根沒有什麼相關連，可是因為自己遇到了身上的這些狀況，透過西醫的長期治療，仍然不見起色的情形，在輾轉因緣之下，得知了「拍打」這樣的方式，再查找書籍研究經絡、穴位，開始親身測試拍打驗證，拍打之後，果然把自身毒素代謝出來。

經過我的研究，拍打過程，表皮會感受到一點疼痛，是毒瘀穿過肌肉組織，從身體的內部浮到肌膚表面，藉由拍打，把原本藏在身體裡面的毒素拍打到外面，使其離開經絡，就能經過表皮的肌膚代謝、消散。

一般拍打完後，患部可能會有瘀青現象，大概經過了一個禮拜，瘀青的部分就會慢慢地消退、痊癒。

練氣、拉筋、拍打三位一體，從病體回轉健康

透過第一次拍打，使身體的搔癢和紅疹消失之後，就開始尋找身上會痛的地方，並一一拍打。同時，透過自學，閱讀穴位及經絡相關書籍，由於很多穴位記

不住，索性從經絡循行的位置著手。（因為誤打誤撞，後來才領略到「拍經絡」比「拍穴位」更好。）

看了書才知道第一次拍打之處居然是膽經（腋下），我本身很明顯就是肝的問題，於是從「膽經」、「肝經」開始著手，秉持「科技人工程師」的精神，在自己的身體做起一連串實驗。

平時，除了放假休息時間拍打身體患部，也同步打太極、練氣功、做瑜珈，慢慢發現到太極基本上就是在行你的氣，透過緩慢的動作和呼吸吐納來培精養氣，動作越慢，越能練出更長的氣息，屬於練內功。

瑜珈也是相同的原理，當你在拉筋健骨的時候，基本上就是在拉鬆經脈，拉出筋肉的彈性和強度，來促進血液的運行，把肌肉束拉開之後，氣血或是身上的淋巴液，會跟著肌肉束在身上流動，也可以代謝掉部分小瘀痧，而鬆開鬱結。

而「經絡拍打」也是在提升我們的氣血，當身體氣血運轉得非常順暢，困擾身體的大小問題，就會慢慢地獲得解決。

簡單來說，經脈架構成了我們的身體，當人體經脈累積了過多的毒素，形成瘀痧之後，人體氣血的運行就不再通暢了，身體的代謝也就慢慢地變差，就好比溝渠內開始被沈積的石子慢慢堵住，愈堵愈多時，溝渠內流動的水流也越變越小了。對比身體就是代謝變差了，水不流動之後，溝渠內也會開始發出腐爛臭味，我們的器官也是一樣的道理。

當我越加研究經脈，越能發覺保持經脈完美運行的重要性，而且慢慢地感到自己開始變年輕了，從外觀上發現掉髮停止，也開始長了新髮，臉上的斑也不見，男性功能也比年輕時更好，這些本來都認為不可能的事，竟然都發生了。

當然想要改善困擾自己長期的痼疾，並非一兩天，或是一星期就可以馬上見效，只要有耐心經過幾個月之後，等到身體自癒力重新修復，相信每個人都可以拍除病氣，扭轉病體，重新找回健康。

人體如土壤，經絡是水道

經絡拍打依力度和目的性，可分為兩種：保健用、對症用，假如用在保健身體，基本上可以維持經絡舒暢、鬆筋健骨，假使要除瘀排毒的話，就可以用比較大一點的力道，讓震動帶引身體擺脫這些陳年的瘀痧。

「那麼，該如何分辨烏青，還是瘀痧？」一般來講，身體撞到硬物之後，患部會先紅腫，隔天才會變成瘀青，但是經由拍出現的「瘀」，基本上呈現深綠的暗紅、暗黑色。那些「瘀」本來藏在身體的肌肉束裡面，可以從那個「瘀」的表面按下去，其實會感覺到痛的，所以，拍打的先決條件，在於「找到痛點」。

假如身體的氣血運行正常，無任何病氣的話，在肌肉上頭按壓，是不會有痛的感覺。經由全身按摩，就能夠輕易找出身上的「氣結」，即是「瘀」的位置，再透過拍打使它更快地跑出肌肉束，當瘀痧跑出來之後，就能經由細胞組織代謝掉。由此可知，拍打可排瘀，毒素代謝乾淨之後，病體自然能回轉健康。

當身上的瘀越少，拍打起來就愈不痛。因此，可以在身上體驗一下，用同樣的力度拍打，有毒瘀堆積之處，拍了自然會痛，不會痛的地方，怎麼拍也拍不出瘀痧，如同俗話所說「痛則不通，通則不痛」的道理。

通暢為健康之本，身體內的瘀就像一顆小石頭，不同於細胞組織，因此一顆石頭在身體裡面沉積，當然會感到不舒服，經脈的管道被堵塞住了，氣血無法正常代謝循環，按壓自然感到疼痛。

「為什麼按摩排瘀的效果有限？」正是因為按摩只靠按捏那個瘀塞的點，按完之後，短暫感到舒緩，但瘀結還是停留在肌肉束裡面，無法將毒瘀帶到皮膚表面。

不同於按摩著重穴道，拍打牽動的是更大範圍的整條經脈。經脈其實就是肌肉束，經絡連結到體內的各個臟器，如肝經、膽經、肺經、心經、心包經等。

所以，經絡並非如此地艱澀難懂，只要想像成每一根經絡就是身上的一條河流，每一條河流有它的來處和去向（出入口）。

如果說，人體就像是土壤，經絡就是流於其表裡的水道，身體所需的營養及廢物的排除輸送，都必須倚靠有如水路的經絡來運行，假如水道阻塞不通，土壤中產生或代謝完的毒素，就無法順著水流排出去，維持一種平衡與循環。

就像是脾胃消化完的東西，無法順利輸送到肝膽，轉化形成尿液或糞便排出體外，就會變成加速組織老化的元凶。

當水道通暢無阻，水流順利運行養分和排除廢物，土壤自然能肥沃健康，蘊養其間的五臟六腑，自能發揮良好的功能。

03

去瘀排毒，幫助更多人找回健康

拍打排瘀只是在提升體內細胞的自癒力及免疫力，恢復五臟六腑原來失去的一些功能，重點還是在於讓身體「自行復原」，與其說是治療，不如說是協助身體清除障礙而已。

恢復年輕，嘗試拍打膝蓋自癒

人體中有十二條重要經絡：肝、膽、脾、胃、肺、大腸、小腸、心、心包、三焦、膀胱、腎經。

這十二條經絡在身體上各有連結，也互有交錯，例如胃經或膽經都會通過肩井穴，所以胃和膽很容易地會一起出現問題，比方說上班族有肝膽的疾病，連帶著消化也會受到影響。

因此，藉由對症經脈的拍打方式，才能真正解除困擾健康的大小症狀。

就如同我在進行拍打實驗時，發現到拍打腋下處的膽經、肝經，使臟器慢慢恢復自我功能，外顯在身體上，就是掉髮的程度變少了，黯沉的臉色改善了，半年之後，眼下的肝斑開始變淡到不見蹤影，新陳代謝變好，整個人的狀態也變得年輕。

由於過去就喜愛運動，經常因為打籃球、網球，使膝蓋不小心受傷，後來跑步時總感覺到膝蓋卡卡、怪怪的，一次參加「造船盃」籃球比賽，還因扭傷了右膝關節，不到十分鐘就被抬下場了。

後來到馬祖西莒服役，西莒是座地形起伏劇烈的一座島嶼，經常需要爬坡，因為三千公尺測驗和行走碉堡，使膝蓋舊傷復發，從此膝傷就一直跟著我了。

開始專研拍打後，想要嘗試拍打膝蓋，開始循著「痛點」著手，啪啪啪的拍個兩分鐘，果然拍出一顆又一顆的瘀血，最後漫成一大片，當我拍除長期堆積膝關節裡的瘀結，第一次感受到膝蓋上的束縛不見了。

這次拍出膝蓋的毒瘀之後，到了隔天就散開了，我用拍打持續地舒緩膝蓋原先的疼痛，呈現的瘀也一次比一次少，最後膝蓋骨的形狀開始恢復，也不再感到疼痛了。

「膝蓋可以這樣拍嗎？」很多次朋友看我拍打膝蓋時，都會問。根據我的經驗，拍膝關節要有些技巧，可將手放軟後，再使點勁來拍打，以肉打骨頭是不會把膝蓋骨打破，膝蓋裡的軟組織也不會因為拍打就跑出來，所以掌握好力道之後，就可以適度執行。

由於我本身有持續地運動，骨質密度比一般人來得高，膝蓋問題似乎比較容易恢復，但是就我拍打過許多老人家的案例，其實老人家的膝蓋恢復狀況也是相當不錯。

對於骨密度很低的銀髮族，擔心骨頭內部的密度不夠，會不會不能拍？我認為低骨密的老人怕摔，是跌倒力道加上身體重量，單點施力集中才會發生骨折情況，以拍打力度很難到跌倒的程度。

膝蓋承受我們全身的重量，它的強度遠比我們想像得要高出許多。當然不建議以硬質的拍打棒直接使力拍膝蓋，畢竟硬碰硬一直打，也是會受傷。

針對關節點之外，身上十二條經脈都有運行至雙手、雙腳、肩膀部位，所以光是拍打這幾處，就可以解決很多健康上的問題。

除此之外，將瘀拍打出來之後，通常需要間隔一到二個禮拜，再繼續拍打，主要是讓瘀從細胞組織中代謝出來，也讓原先瘀存在的組織能夠復原，再來進行下次的排瘀拍打。

由於身體毒素大多是經年累月堆積而成，不太可能因為幾次拍打，就能全部代謝乾淨，這中間需要一些耐心，切勿心急，持續且穩定地拍出陳年瘀血，慢慢地就能感受到身體的自癒能力。

寒性體質，原來是「瘀」在作祟

透過拍打後，我的身體狀況慢慢地變好，最有感覺的，就是身旁朋友看到我，就說：「咦，怎麼變得不一樣了？」同事們見到：「咦，你怎麼好像越來越年輕？」他們對於這樣的改變，自然產生的反應或驚呼。

因為自己的實例驗證，身邊一些比較好的朋友會問我：「你是不是做了什麼呢？」於是也就知道了拍打這一回事。後來，開始慢慢幫助一些親朋好友們拍打排瘀，有些跑馬拉松和登山的朋友，跑到膝蓋受傷，影響賽程，甚至痛到沒辦法走路，儘管透過復健科的物理治療仍不見起色，就想說幫他試試看，於是拍好了不少朋友的問題。

我深知，能否去除患處的瘀，才是復原關鍵。

瘀血就像一顆石頭，藏在肌肉束裡面，當我們不動時，並不會產生痛覺，但只要一有活動，在拉伸時形成細胞組織的障礙物，就會產生不舒服的感受。

而且身上的瘀血帶有黏性，所以它會黏到或是聚集更多的自由基及壞死組織，變成更大的瘀血，假如在運動完、受傷之後，將會沾黏到更多壞死的組織，從小石頭變成大石頭。

因此，很多人只要一感受到疼痛，身體就無法充分施力，像是有些膝蓋不好的人，走路會突然沒力，其實正是瘀痧堆積，肌肉感受疼痛而選擇放掉施力，導致腿軟、跌倒。

對我來說，拍打排瘀只是在提升體內細胞的自癒力及免疫力，恢復五臟六腑原來失去的一些功能，重點還是在於讓身體「自行復原」，與其說是治療，不如說是協助身體清除障礙而已。

基本上，身體堆積的瘀越多，代表身體就越寒。

身上不通的點太多，氣血運行不順，基本的體溫也會跟著降低。

為什麼有那麼多人屬於寒性體質？這跟現代人的工作壓力及環境污染有很深的連結。

日本就有專門以外部溫熱治癌的方式，也有看過報導——癌細胞在超過四十度或一定溫度之下，就會自行死亡。所以，假使身體可以去寒，維持一定溫熱的話，也許就能遠離細胞癌化的威脅。

其實，在運動的狀況下，例如馬拉松選手跑步的時候，體溫都已經達到三十九、四十度的高溫，因而很少聽到跑馬拉松選手是因為癌症離世，倒是很多是引發心血管阻塞而致病。

拍打的主要目的，就是藉由排瘀提升氣血循環，加速代謝能力和抵抗力，當身體變熱，就能去除寒毒，連帶提高基礎代謝率。

身體熱了、代謝率提高了，手腳不再感到冰冷，體質從寒性轉為熱性，身體也就自然健康了。

推廣拍打排瘀，實用的養生方式

後來，我開始協助親友們改善陳年舊疾，累積了不少拍打經驗和實證案例，看到他們恢復健康，我也感到非常開心。

例如有位同事擔任排球舉球手，賽前密集的訓練和比賽，讓她的手舉不起來，因為瘀血卡在患部，無法被消除而一直感到疼痛，雖然看過醫師，也做過熱敷和冰敷，經過幾天休息之後，手臂依然無法得到緩解。在一次聚餐時間，我就在餐桌上幫她拍出了毒痧，幾天後出席比賽，她還特地傳簡訊說她的手臂都好了。

慢慢地，一些跑馬拉松朋友每每遇到運動傷害，就會跑來找我，彷彿成了「駐隊御醫」，我告訴他們，「瘀」卡在關節肌肉束裡，才會讓人不舒服和造成疼痛，只要把身體裡不必要的東西（瘀）移除，維持氣血暢通，同時給予適當的休息，原先磨損的組織就會代謝再生，恢復原來的功能。

想要有效拍出瘀痧就不能怕痛，很多人因為怕痛，就不敢繼續拍打下去，反而無法真正緩解或改善問題。當然，每個人對疼痛的定義有所不同，重點仍在於能否去除體內瘀血，幫助身體自癒修復。

我的老家在東港媽祖廟附近，很多婆婆媽媽都是多年熟識的街坊鄰居，而老人家幾乎都有一些腳關節的疑難雜症，我便藉由拍打的方式，幫助她們重拾腳骨新活力，免於長期只能坐在椅子上的痛苦。

因此，回到出版成書的最大用意，就是希望讓「拍打排瘀」變成生活中一個簡單、有用的養生方式。

拍打排毒並非僅是傳統療法或民俗療法而已，它具有科學化的層面，大林慈濟醫院關節中心主任呂紹睿醫師提出，膝蓋軟骨一直在新陳代謝，受到破壞後還有機會再生，因此退化性膝關節炎是有機會治癒的疾病。

過去看到很多人為了健康，花費大把的冤枉錢，因為大腿關節退化，而去換了關節，結果原先的問題依然存在，還是不良於行。

許多人辛苦了大半輩子，卻換來一身病痛，於是開始自怨自艾，消極度日，更甚者影響情緒，換來一生憂鬱，其實別忘了還有其他找回健康的可能。

如果能用比較科學的態度面對疾病問題，結合傳統中醫學理論及現代生命科學的實證方法，也許能讓更多人因之受惠。

所有痠痛疾病，都是因為毒素藏在經脈之中，當體內毒素越積越多，症狀自然慢慢地顯現出來！

追求健康並不困難，不管你的年齡層在三十、四十或五十，屬於上班族、服務員、家庭主婦、負重勞工或老人族群，但願在這條拍打路上，我能夠幫你一臂之力，找出痛點，追溯疾患源頭，一起改善困擾生活中大小毛病！

02 Part

拍毒打病——
那些身體沒說的事……

自《黃帝內經》早有記載，中醫治病手法即有砭、針、灸、藥等醫術。

砭就是按摩、推拿、拍打的療法，屬於物理性、不侵入的方式，隨時隨地都可以簡單施行，輕鬆達到保健養生的效果。

「拍打自療」結合十二經脈循行路徑，對應到身體各部位的臟器，經由拍打循經路線，相信自能事半功倍，對症緩解疾病問題。

01 疼痛想要告訴我們的事

疼痛就是身體所發出的警訊，當我們感到某部位疼痛之際，正是體內要提醒——你的經絡已經淤塞不通了！

疼痛是一種警訊

多數人習慣把「醫院」當成身體病痛的救贖之地，進行看病、吃藥、打針等流程，然後天真地以為——病就會從此好了。

雖然，有些人經過吃藥打針之後，症狀確實獲得了改善，但是仍有一些人往往陷在這樣的病痛輪迴當中，依然得不到真正的健康。

難道，在疾病發變得嚴重之前，無法再做些什麼應變措施嗎？

其實，疼痛就是身體所發出的警訊，當我們感到某部位疼痛之際，正是體內要提醒——你的經絡已經淤塞不通了！

身體一直都在告訴我們一些事情，只是很多人一直忽略它，像是疼痛、搔癢、紅腫、發疹等，此時，若能透過中醫經脈原理的「拍打自療」，打通鬱塞的氣血，同時將毒痧拍至表體，隨著身體代謝出去，疼痛自然就可以化解。

通則不痛，痛則不通，已成一則顛簸不破的常理。

過去，有些老年人一有病痛，就會跑去找醫生，把醫院擠得水洩不通，可是過了幾個禮拜卻又看到他們：「我就是這邊很痠，那邊很痛，為什麼都治不好？」他們的痠痛是真實存在的，究其原因在於經絡堵住，因而由內而外產生痠、痛、麻的感受，嚴重時還可能造成類似蕁麻疹的狀況。

人體有百分之七十都是水份，代表著身上有很多體液在經脈裡流動，假使經絡被堵住了，水流就無法順利通行，一旦淤塞，就會產生痠痛。

從一開始的痠澀、疼痛，再到後面的深入神經的發麻，可說是持續堆積瘀痧的可怕結果，使得老年人的這份痠痛麻無人可解、無人可訴。

經年累月的小病棄之不理，終將演變成困擾終生的大病，讓人不得不好好正視它，此時就得花費更多的金錢和時間，而且還不見得醫得好！

當然，現在知道了這種情況，我們可以預先避免，在身體發生疲勞的警訊時，告訴自己適時放下手邊工作，好好休息一番。

02

《黃帝內經》經絡「拍」毒原理

身體遍佈著經絡，而且與內部臟器有所連結，藉由拍打的過程，一方面代謝排毒，一方面袪寒排濕，貫徹這套養生理論承襲著古人的智慧。

承襲自《黃帝內經》的養生理論

自《黃帝內經》早有記載，中醫治病手法即有砭、針、灸、藥等醫術。砭就是按摩、推拿、拍打的療法，屬於物理性、不侵入的方式，隨時隨地都可以簡單施行，輕鬆達到保健養生的效果；針是針灸，採用針刺或火灸人體穴位，達到治療疾病的方式，屬於侵入式治療；灸即是拔罐，藉由點燃艾草形成真空狀態，置放於選定穴位上方，以灸火熱力進行燒灼、溫熨，達到醫病之功，但需要工具才可以施行；最後就是用藥，以水煎煮或採粉劑、丸劑和水吞服。

從以上四種療法看起來，砭（拍打）既非侵入式，也無需額外準備工具，即可用雙手進行自我療癒。不同於刮痧容易傷壞表皮肌膚，造成微血管破裂，拔罐僅著重在穴位單點，拍打則透過振動的方式，由整條經脈大範圍入手，從深層肌肉裡逼出毒瘀。

由此可知，拍打是一種在民間普通流傳的養生保健方式，只是很多人雖然進行「拍打自療」，若能再結合十二經脈循行路徑，對應到身體各部位的臟器，經由拍打循經路線，相信自能事半功倍，對症緩解疾病問題。

身體遍佈著經絡，而且與內部臟器有所連結，像肺經的起點就在肺部，一路經過手部，許多人都有體質虛寒的問題，身體濕濁氣太重，只要身體變熱，代謝就會提高，免疫力也會跟著提升，藉由拍打的過程，一方面代謝排毒，一方面祛寒排濕，貫徹這套養生理論承襲著古人的智慧。

十二經脈，身體裡的自然水流

「夫十二經脈者，人之所以生，病之所以成，人之所以治，病之所以起，學之所始，工之所止也，粗之所易，上之所難也。」——《黃帝內經》

當我們看到大地上的地貌時，有山有河流，透過水的流動帶著給土地必須的營養，所以人們在有水的地方營生，人體中的氣血也有流動的特性，因此透過瞭解大地上的水流帶動養分的分配，也可以類比到人體經絡系統的運作——身體流通的氣血，如同大地上流通的水，經絡對應於身體，如同河流對應於土地。

當水流從山上流下來時，會沿著從高處流向低處的方向，並按著地形，匯聚於最穩定的位置。河流不僅維持了水的自然流動，而且保持了水流的動態能量。透過減低紊流的出現，河流有效地將水傳送到下游地區，使河流附近地區享有豐富的水源，植物得以生長茂盛，生命得以繁衍。

身體與自然界的水流一樣，氣的流動也有著同樣的特性。氣從高密度流向低密度的地方，並按著身體的地形，匯聚於經絡。

因此，經絡為體內氣的流動提供了一個自然的路徑，並穩定地將能量供應身體各部，就如同河流經上下游，而將養份也給了沿岸，滋養著大地一般。

身體的血液運行靠心臟以泵浦的方式，帶到身體心管的各個角落，但是氣的運行，靠的是肌肉的收縮來運行。肌肉的收縮能力越好，氣的運行可以更通暢的到達身體各個部位。

所以倘若河流淤塞，下游便會受到影響。由於缺乏水的供應，生態的平衡和發展也會受到影響，植物及動物都不能生存。同樣地，若身體的經絡系統受到阻塞，身體各器官的營養供輸，也會受到影響，體內氣血的凝滯，也會慢慢地引起臟腑器官的失調，慢慢地產生各種疾病。

大地要回復平衡，就要回復河流的正常流動，同樣地，身體要恢復健康，體內經絡之氣的流動，也要恢復正常才行。

對於河流，我們可清理河床廢物及鞏固河道；對於身體，則可透過刺激經絡排除毒素和瘀血，使氣得以暢通流動，帶動能量輸送到全身及臟腑之中，重新恢復經絡系統的平衡。

經絡拍毒，身體循經對症關係

人體的經絡系統，分別由經脈和絡脈組成，具有聯絡、運輸和傳導的功能。早於幾千年前，中國古代醫書《黃帝內經》已記載了經絡的概念：「經脈為裏，支而橫者為絡，絡之別者為孫。」「經」是路徑的意思，屬縱行的通道；「絡」則有網絡的意思，屬經脈的分支，多縱橫交錯循行全身。

其中十二經脈是這個系統的主幹，被稱為「正經」，本書所述的拍打部位，主要會以這十二條經脈為主。

十二經脈主要根據臟腑、手足、陰陽而定名，包括：手三陰經（手太陰肺經、手厥陰心包經、手少陰心經）、手三陽經（手陽明大腸經、手少陽三焦經、手太陽小腸經）、足三陽經（足陽明胃經、足少陽膽經、足太陽膀胱經）、足三陰經（足太陰脾經、足厥陰肝經、足少陰腎經），是全身氣血運行的主要通道。

十二經脈名稱和走向

手足	陰陽	三陽三陰	十二經脈名稱	走向
手	陰	太陰	肺經	從臟走手
		少陰	心經	
		厥陰	心包經	
	陽	陽明	大腸經	從手走頭
		太陽	小腸經	
		少陽	三焦經	
足	陰	太陰	脾經	從足走腹
		少陰	腎經	
		厥陰	肝經	
	陽	陽明	胃經	從頭走足
		太陽	膀胱經	
		少陽	膽經	

臟器與其相應的外在表現

	相合之腑	所主形體	在頭之竅	華彩表現
心	小腸	血脈	舌	顏面
肝	膽	筋	眼睛	指甲
脾	胃	肌肉（四肢）	口	唇
肺	大腸	皮膚	鼻	體毛
腎	膀胱	骨（髓）	耳	頭髮

手之三陰，從臟走手；手之三陽，從手走頭；足之三陽，從頭走足；足之三陰，從足走腹。——《黃帝內經》

十二經脈的走向和交接有一定的規律，正如《黃帝內經》所載的循行定律。經絡亦按其所屬的臟或腑，分為陽經及陰經，臟為陰（裡），腑為陽（表）。

手部有六條經，「手三陰經」肺經、心經、心包經，從器官一路往下走到手部；再來是「手三陽經」大腸經、小腸經、三焦經，一路往上走到頭部。

足部也有六條經，「足三陽經」胃經、膀胱經、膽經，從頭走到腳；「足三陰經」脾經、腎經、肝經，從足走回臟腑。

古人把經絡和器官結合在一起，對於每個臟器有其相對應的經脈，只要把握住這十二經脈的循行走向和重點（起點至終點通過哪些器官和部位），就能藉由拍打這些瘀痧堵住的部位，進而達到改善臟器的對症問題。

手太陰肺經

- 途經部位：肺、大腸、手臂、肘窩、腕部
- 相應症狀：肺部問題、呼吸道疾病、胸悶、咳喘、肩背痠痛

Lu1	中府
Lu2	雲門
Lu3	天府
Lu4	俠白
Lu5	尺澤
Lu6	孔最
Lu7	列缺
Lu8	經渠
Lu9	太淵
Lu10	魚際
Lu11	少商

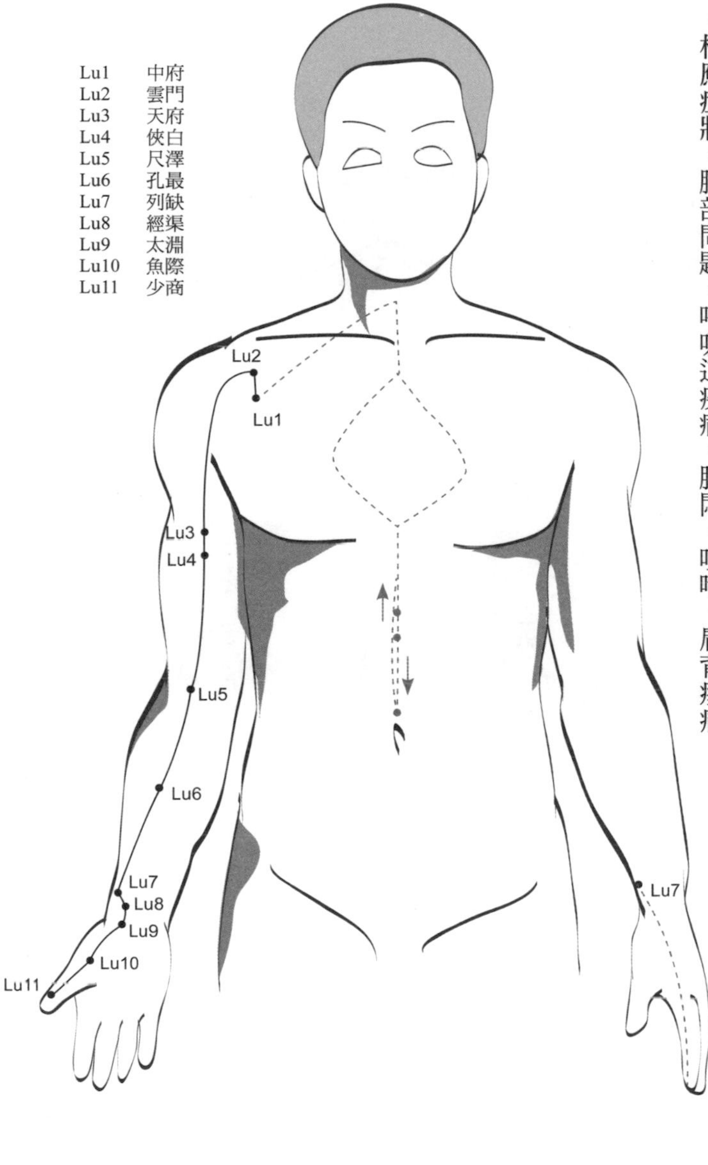

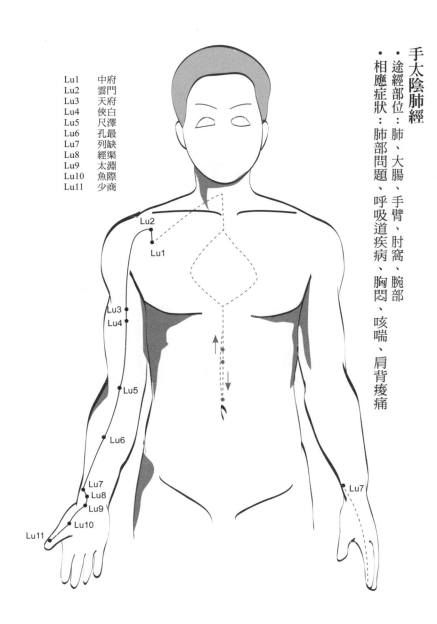

手陽明大腸經

・途經部位：大腸、手臂、肩峰、肺、面頰

・相應症狀：腹痛、腸鳴、泄瀉、便秘、痢疾、牙痛、鼻涕、鼻血

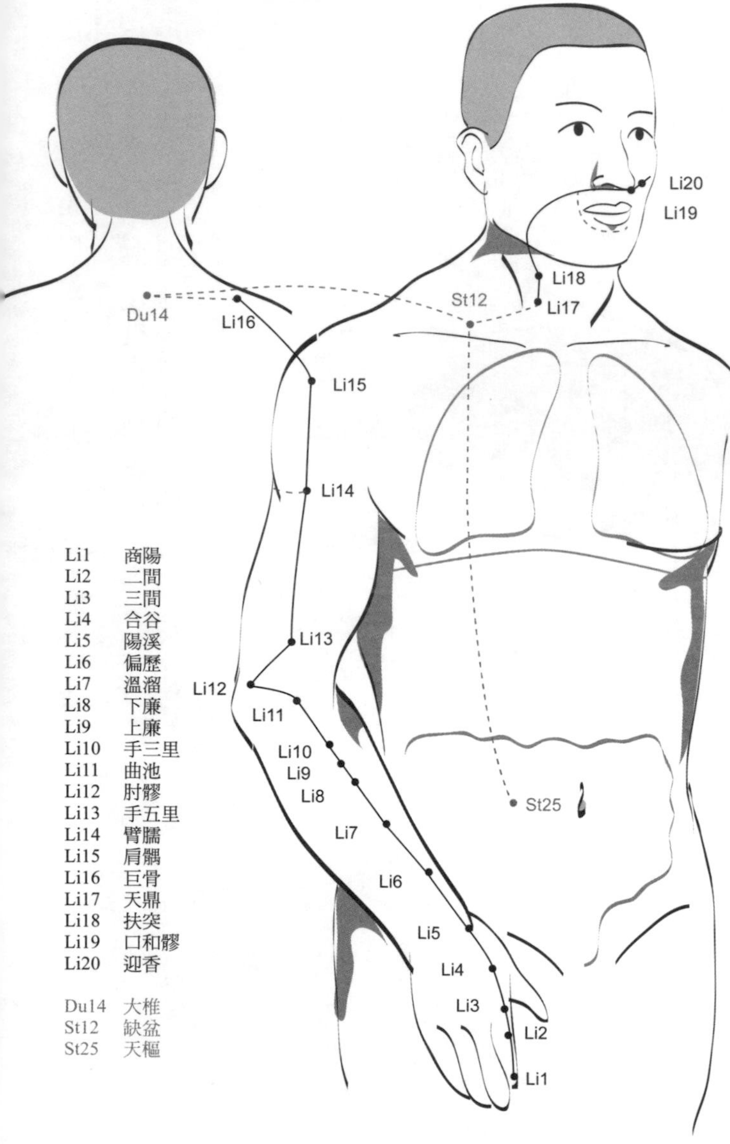

Li1	商陽
Li2	二間
Li3	三間
Li4	合谷
Li5	陽溪
Li6	偏歷
Li7	溫溜
Li8	下廉
Li9	上廉
Li10	手三里
Li11	曲池
Li12	肘髎
Li13	手五里
Li14	臂臑
Li15	肩髃
Li16	巨骨
Li17	天鼎
Li18	扶突
Li19	口和髎
Li20	迎香
Du14	大椎
St12	缺盆
St25	天樞

足陽明胃經

• 途經部位：鼻、胃、胸、腹、股溝、腿

• 相應症狀：腹脹、胃疼、水腫、咽喉痛、胸膝疼痛

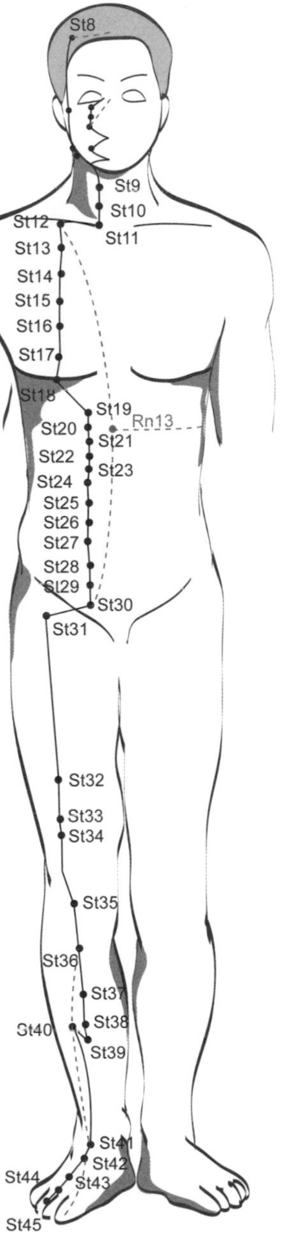

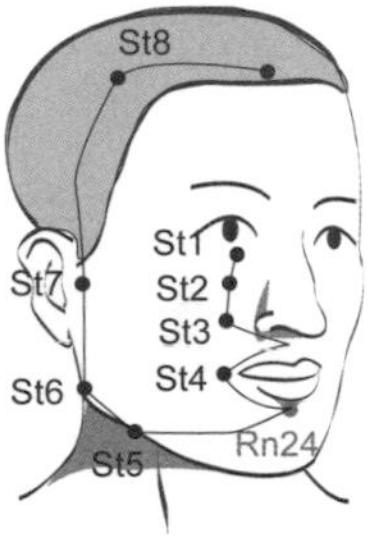

St1	承泣	St25	天樞
St2	四白	St26	外陵
St3	巨髎	St27	大巨
St4	地倉	St28	水道
St5	大迎	St29	歸來
St6	頰車	St30	氣衝
St7	下關	St31	髀關
St8	頭維	St32	伏兔
St9	人迎	St33	陰市
St0	水突	St34	梁丘
St11	氣舍	St35	犢鼻
St12	缺盆	St36	足三里
St13	氣戶	St37	上巨虛
St14	庫房	St38	條口
St15	屋翳	St39	下巨虛
St16	膺窗	St40	豐隆
St17	乳中	St41	解溪
St18	乳根	St42	衝陽
St19	不容	St43	陷谷
St20	承滿	St44	內庭
St21	梁門	St45	歷兌
St22	關門		
St23	太乙	Rn13	上脘
St24	滑肉門	Rn24	承漿

足太陰脾經

- 途經部位：大小腿、腹腔、脾、胸、喉嚨、舌頭
- 相應症狀：疲倦、腹脹、便秘、便血、下痢、胃脘痛、脹氣、消化不良

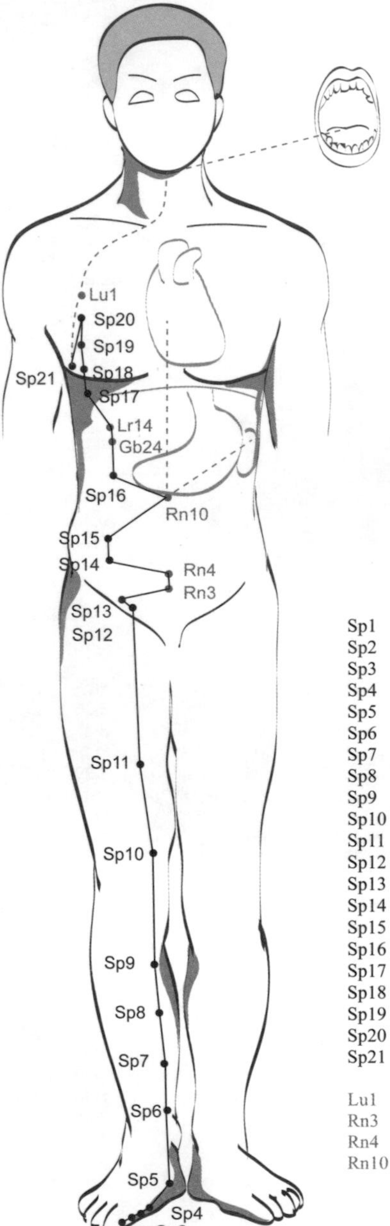

Sp1	隱白
Sp2	大都
Sp3	太白
Sp4	公孫
Sp5	商丘
Sp6	三陰交
Sp7	漏谷
Sp8	地機
Sp9	陰陵泉
Sp10	血海
Sp11	箕門
Sp12	衝門
Sp13	府舍
Sp14	腹結
Sp15	大橫
Sp16	腹哀
Sp17	食竇
Sp18	天溪
Sp19	胸鄉
Sp20	周榮
Sp21	大包
Lu1	中府
Rn3	中極
Rn4	關元
Rn10	下脘

手少陰心經

• 途經部位：第一脈從心至小腸，第二脈從心、喉嚨、眼部，第三支脈從臂、手肘、手腕、手掌、指尖

• 相應症狀：口乾舌燥、上臂疼痛、精神萎靡、思想遲鈍、健忘、掉髮

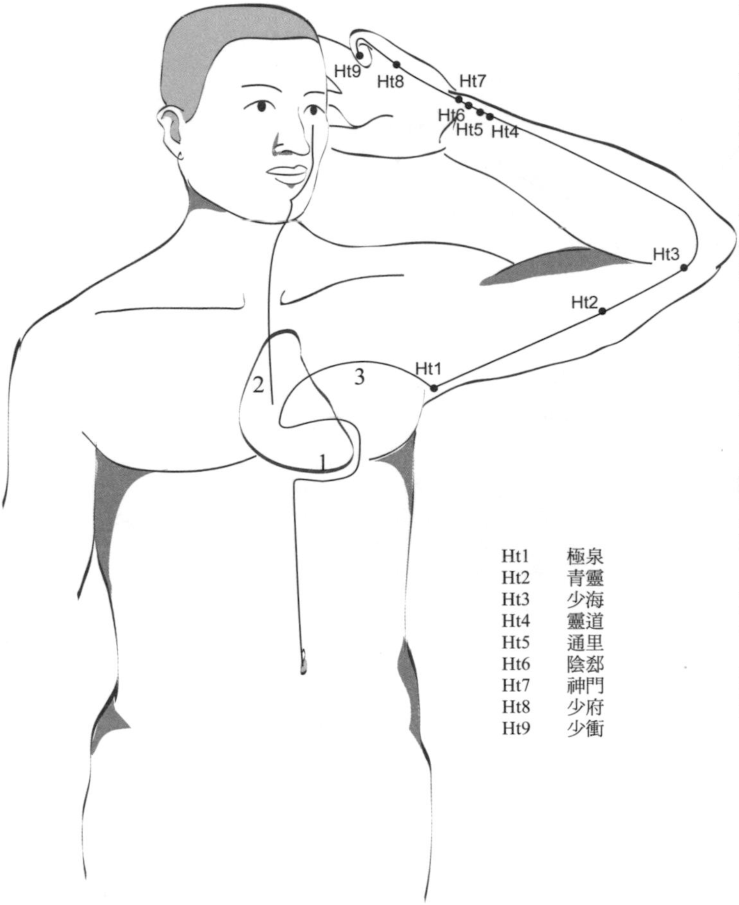

Ht1	極泉
Ht2	青靈
Ht3	少海
Ht4	靈道
Ht5	通里
Ht6	陰郄
Ht7	神門
Ht8	少府
Ht9	少衝

手太陽小腸經

- 途經部位：手掌、手腕、前臂、背脊、心、胃、小腸、眼、耳
- 相應症狀：肩臂痠痛、頰腫、咽喉腫痛、耳聾、目黃等五官病

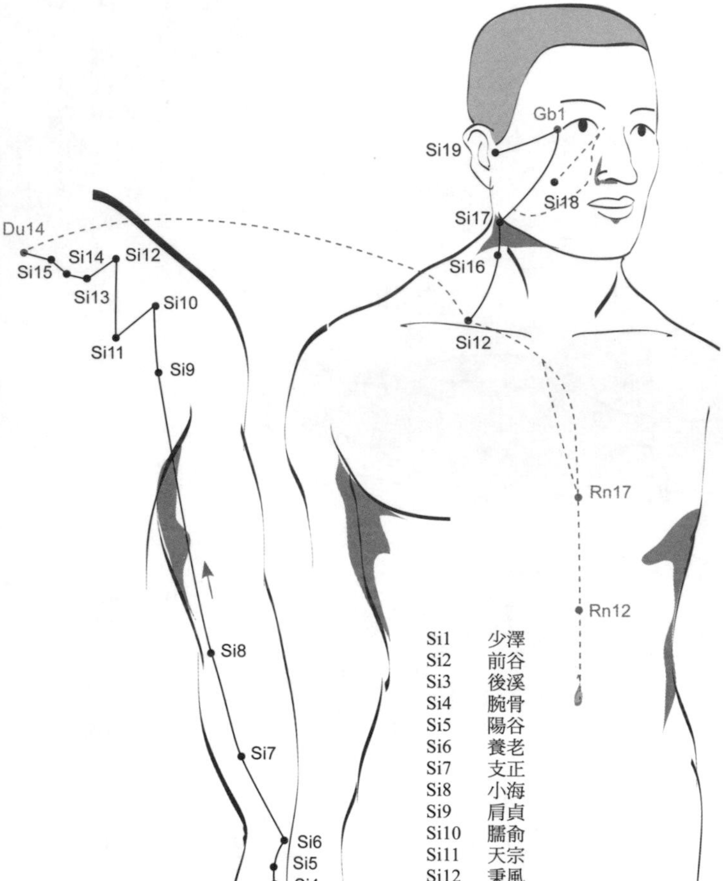

Si1	少澤
Si2	前谷
Si3	後溪
Si4	腕骨
Si5	陽谷
Si6	養老
Si7	支正
Si8	小海
Si9	肩貞
Si10	臑俞
Si11	天宗
Si12	秉風
Si13	曲垣
Si14	肩外俞
Si15	肩中俞
Si16	天窗
Si17	天容
Si18	顴髎
Si19	聽宮

Gb1	瞳子髎
Rn17	膻中
Rn12	中脘
Du14	大椎

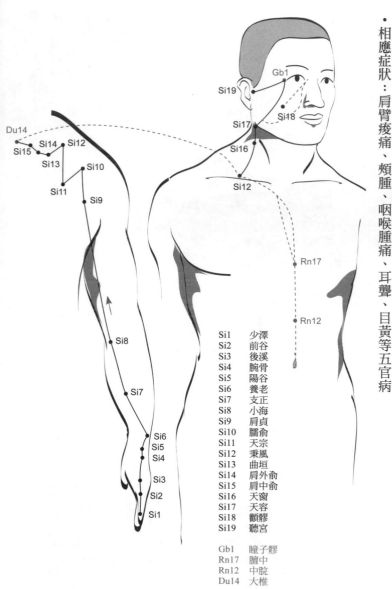

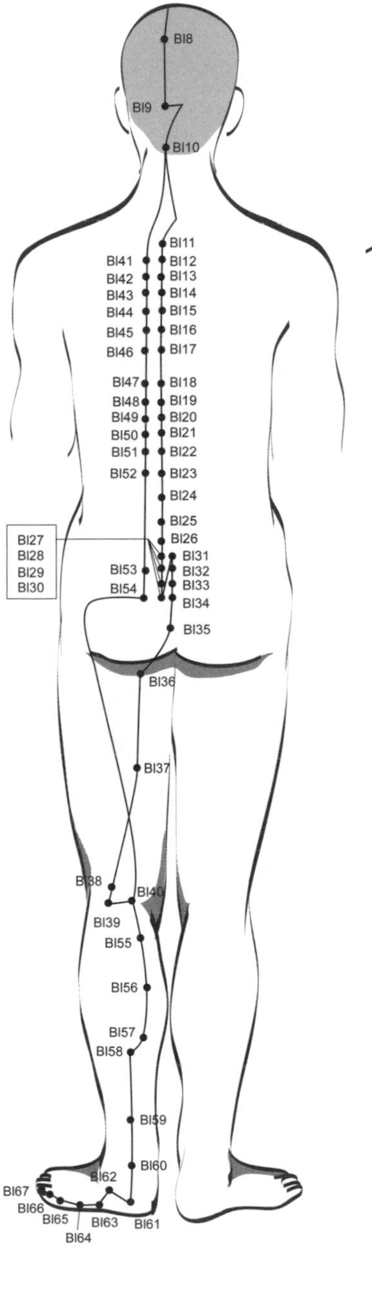

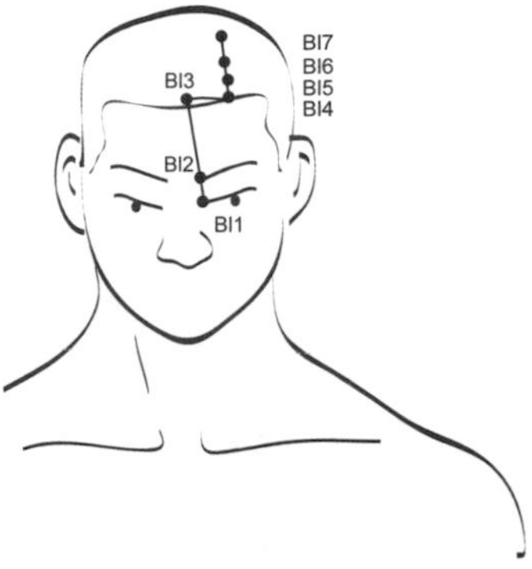

足太陽膀胱經

- 途經部位：眼、前額、頭腦、頸椎、臀部、膀胱、後膝、小腿、外踝
- 相應症狀：小便不通、遺尿、目痛、鼻塞、頭頸痛、腰背臀痛等下肢病症

Bl1	睛明	Bl35	會陽
Bl2	攢竹	Bl36	承扶
Bl3	眉衝	Bl37	殷門
Bl4	曲差	Bl38	浮郄
Bl5	五處	Bl39	委陽
Bl6	承光	Bl40	委中
Bl7	通天	Bl41	附分
Bl8	絡卻	Bl42	魄戶
Bl9	玉枕	Bl43	膏肓
Bl10	天柱	Bl44	神堂
Bl11	大杼	Bl45	譩譆
Bl12	風門	Bl46	膈關
Bl13	肺俞	Bl47	魂門
Bl14	厥陰俞	Bl48	陽綱
Bl15	心俞	Bl49	意舍
Bl16	督俞	Bl50	胃倉
Bl17	膈俞	Bl51	肓門
Bl18	肝俞	Bl52	志室
Bl19	膽俞	Bl53	胞肓
Bl20	脾俞	Bl54	秩邊
Bl21	胃俞	Bl55	合陽
Bl22	三焦俞	Bl56	承筋
Bl23	腎俞	Bl57	承山
Bl24	氣海俞	Bl58	飛揚
Bl25	大腸俞	Bl59	跗陽
Bl26	關元俞	Bl60	崑崙
Bl27	小腸俞	Bl61	僕參
Bl28	膀胱俞	Bl62	申脈
Bl29	中膂俞	Bl63	金門
Bl30	白環俞	Bl64	京骨
Bl31	上髎	Bl65	束骨
Bl32	次髎	Bl66	足通骨
Bl33	中髎	Bl67	至陰
Bl34	下髎		

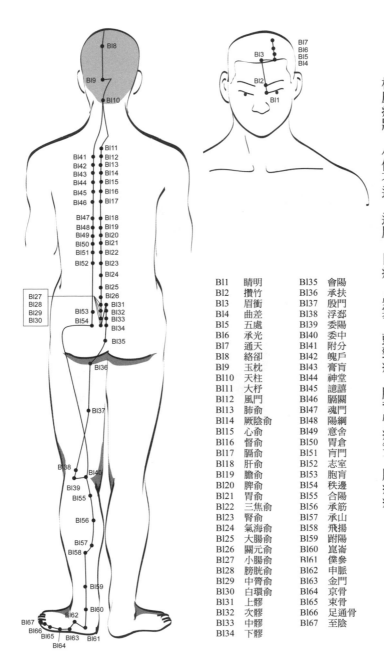

足少陰腎經

• 途經部位：足底、內踝、小腿、大腿、脊底、腎、腹、胸、肝、肺、喉嚨、舌根

• 相應症狀：咳嗽、氣喘、水腫、便秘、腹瀉、婦科疾病等

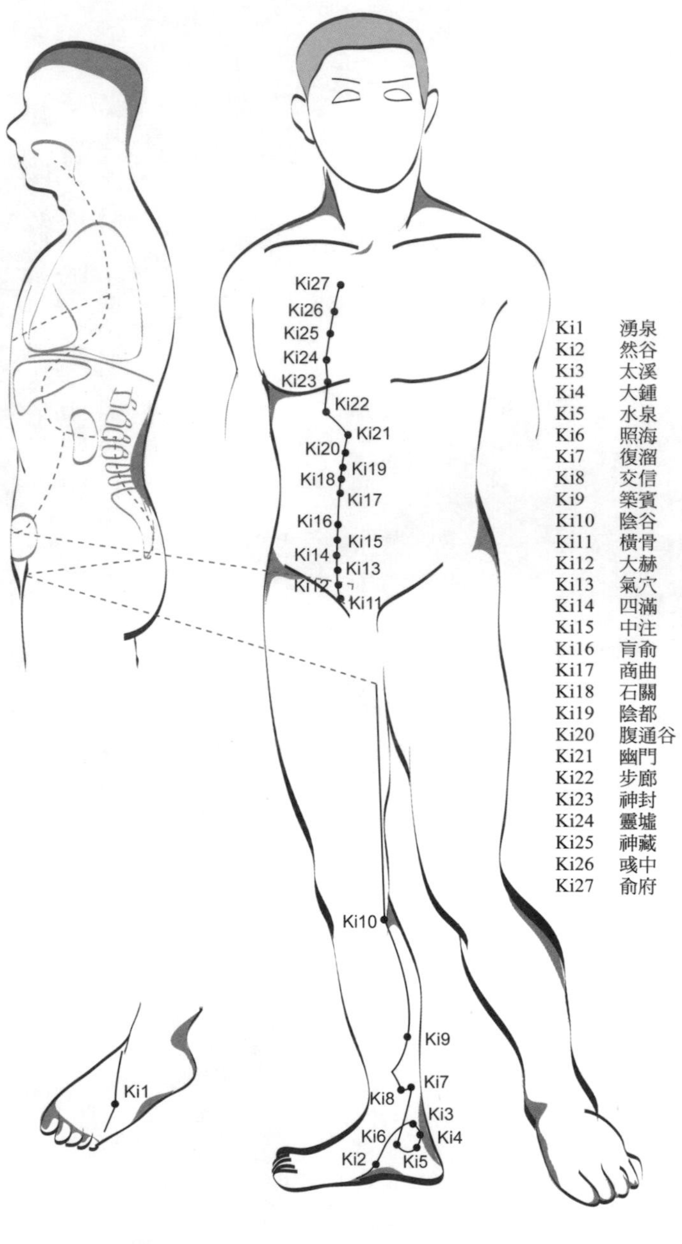

Ki1	湧泉
Ki2	然谷
Ki3	太溪
Ki4	大鍾
Ki5	水泉
Ki6	照海
Ki7	復溜
Ki8	交信
Ki9	築賓
Ki10	陰谷
Ki11	橫骨
Ki12	大赫
Ki13	氣穴
Ki14	四滿
Ki15	中注
Ki16	肓俞
Ki17	商曲
Ki18	石關
Ki19	陰都
Ki20	腹通谷
Ki21	幽門
Ki22	步廊
Ki23	神封
Ki24	靈墟
Ki25	神藏
Ki26	彧中
Ki27	俞府

手厥陰心包經

・途經部位：胸脅、三焦、腋窩、上臂、肺、心、手掌、指端

・相應症狀：胸悶、心臟疼痛、癲狂、胃病、肘臂疼痛、腋部淋巴腫脹等

Pc1　天池
Pc2　天泉
Pc3　曲澤
Pc4　郄門
Pc5　間使
Pc6　內關
Pc7　大陵
Pc8　勞宮
Pc9　中衝

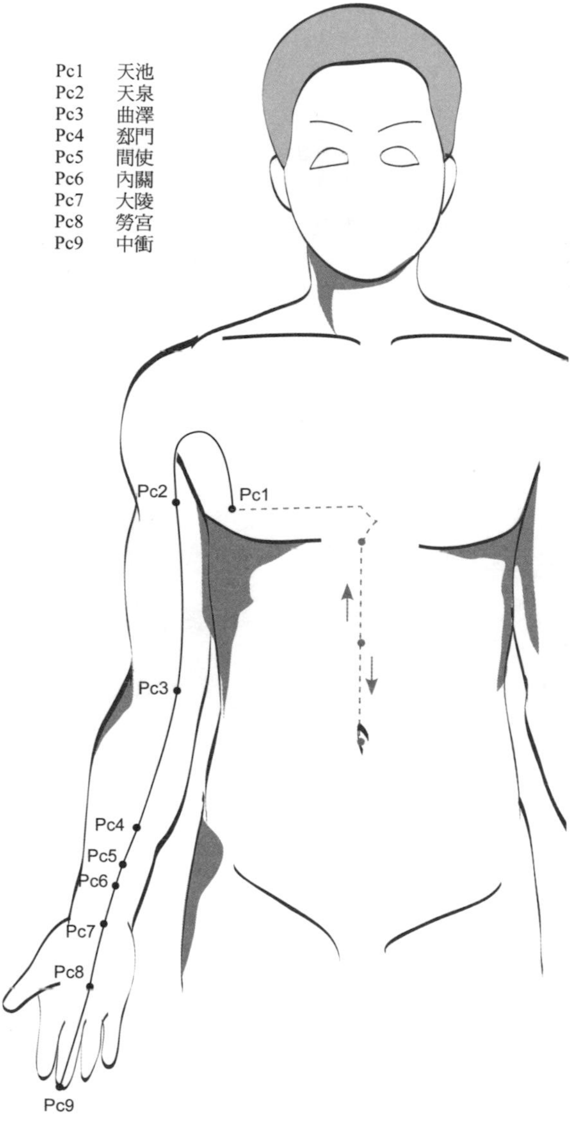

手少陽三焦經

- 途經部位：指尖、腕部、上臂、肩膀、胸部、心包橫膈膜、三焦、頸側、耳、眼、眉
- 相應症狀：咽喉痛、肩臂肘痠疼、腹脹、水腫、遺尿、小便不利、耳聾、耳鳴

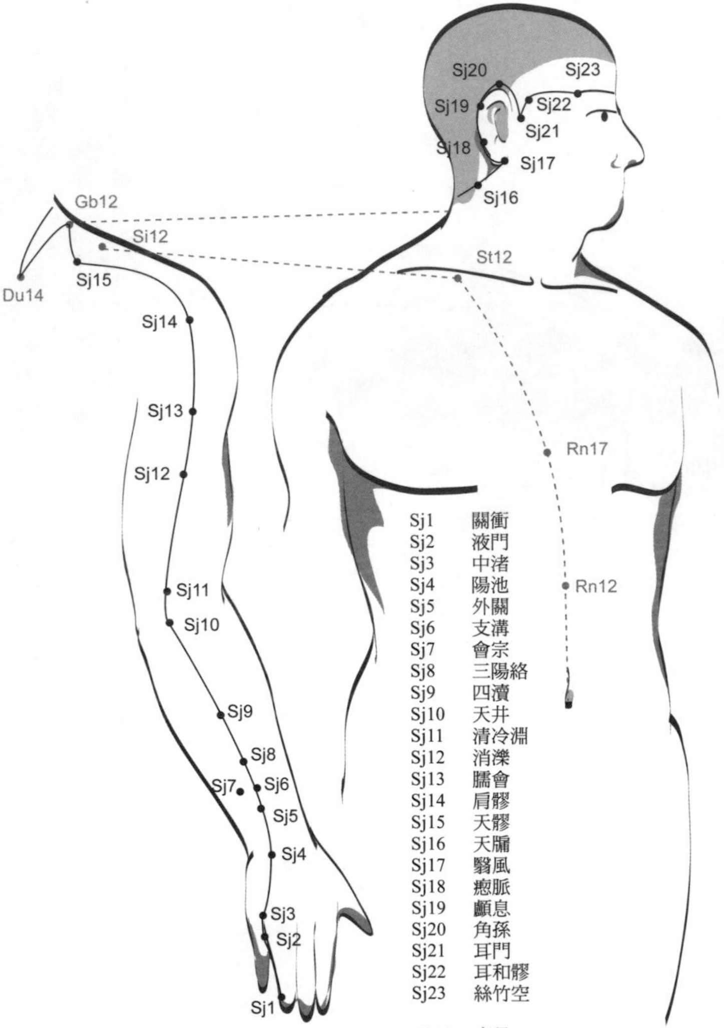

Sj1	關衝
Sj2	液門
Sj3	中渚
Sj4	陽池
Sj5	外關
Sj6	支溝
Sj7	會宗
Sj8	三陽絡
Sj9	四瀆
Sj10	天井
Sj11	清冷淵
Sj12	消濼
Sj13	臑會
Sj14	肩髎
Sj15	天髎
Sj16	天牖
Sj17	翳風
Sj18	瘈脈
Sj19	顱息
Sj20	角孫
Sj21	耳門
Sj22	耳和髎
Sj23	絲竹空
Gb12	完骨
Si12	秉風
Du14	大椎
St12	缺盆
Rn17	膻中
Rn12	中脘

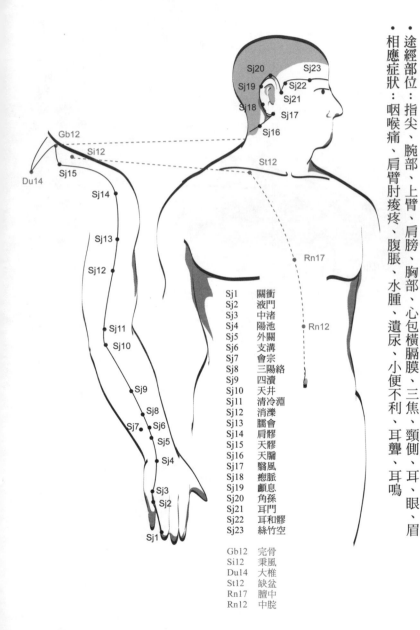

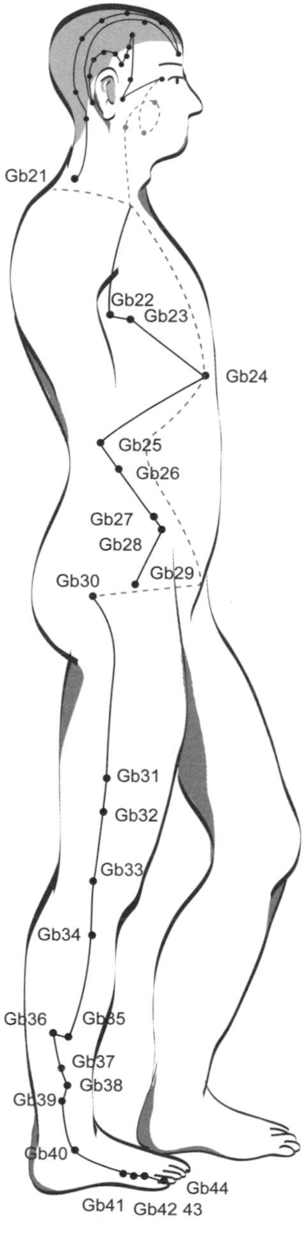

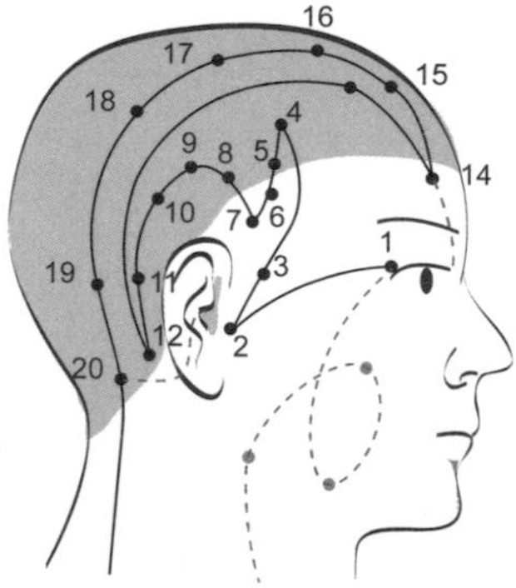

足少陽膽經

• 途經部位：眼角、頭部、耳、肩、胸腹、盆骨、面頰、頸項、膽、大小腿、足指尖

• 相應症狀：胸脅疼痛、下肢疼痛、口苦、暈眩、頭痛、顳顎關節疼痛

Gb1	瞳子髎
Gb2	聽會
Gb3	上關
Gb4	頷厭
Gb5	懸顱
Gb6	懸釐
Gb7	曲鬢
Gb8	率谷
Gb9	天衝
Gb10	浮白
Gb11	頭竅陰
Gb12	完骨
Gb13	本神
Gb14	陽白
Gb15	頭臨泣
Gb16	目窗
Gb17	正營
Gb18	承靈
Gb19	腦空
Gb20	風池
Gb21	肩井
Gb22	淵腋
Gb23	輒筋
Gb24	日月
Gb25	京門
Gb26	帶脈
Gb27	五樞
Gb28	維道
Gb29	居髎
Gb30	環跳
Gb31	風市
Gb32	中瀆
Gb33	膝陽關
Gb34	陽陵泉
Gb35	陽交
Gb36	外丘
Gb37	光明
Gb38	陽輔
Gb39	懸鐘
Gb40	丘墟
Gb41	足臨泣
Gb42	地五會
Gb43	俠溪
Gb44	足竅陰

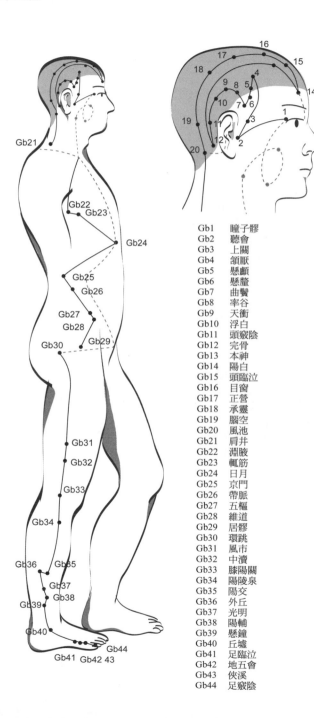

足厥陰肝經

- 途經部位：足趾、內踝、大小腿、股部內側、陰部、腹部、胸脅、肝、膽、喉嚨、眼、前額、頭、面頰、唇、橫膈膜、肺
- 相應症狀：遺尿、小便不利，疝氣、腹腰痛、胸滿、呃逆、肝病、婦科、前陰病、眼病、灰指甲

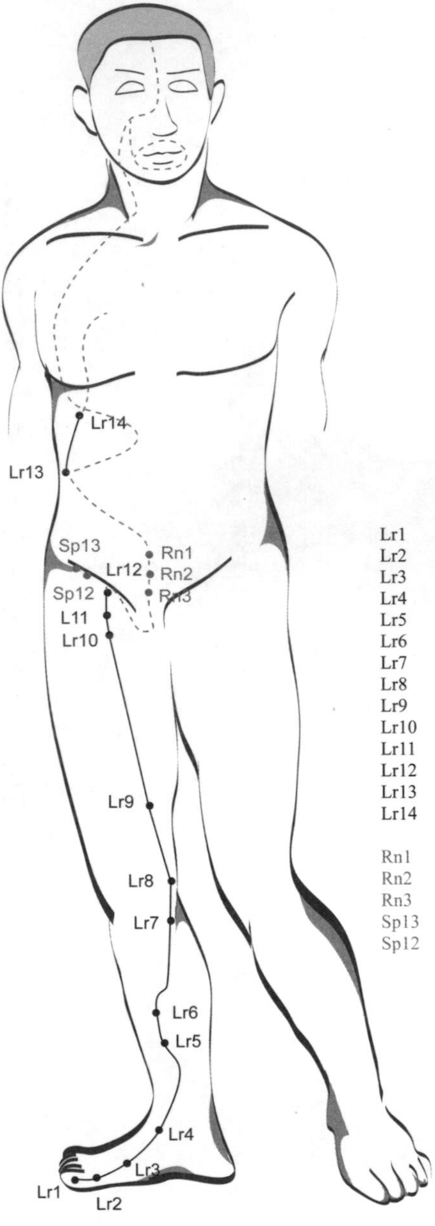

Lr1	大敦
Lr2	行間
Lr3	太衝
Lr4	中封
Lr5	蠡溝
Lr6	中都
Lr7	膝關
Lr8	曲泉
Lr9	陰包
Lr10	足五里
Lr11	陰廉
Lr12	急脈
Lr13	章門
Lr14	期門
Rn1	會陰
Rn2	曲骨
Rn3	中極
Sp13	府舍
Sp12	衝門

03

自體排毒，順時而走就能舒暢通透！

人體十二經脈有著一定的循環，自哪裡進，由哪裡出，影響著人體健康的關鍵。依「子午流注」經脈循行原理，就能夠順時排毒，使氣血舒暢通透。

子午流注的經絡循行路徑

按照中醫理論，雖然經氣在身體循環不息地流動，但在不同的時間點，經氣的流動均有盛衰消長，針對各經氣血流注最為旺盛的時間，則稱為「子午流注」。《黃帝內經》：「手之三陰，從臟走手；手之三陽，從手走頭；足之三陽，從頭走足；足之三陰，從足走腹。」可以看到人體十二經脈有著一定的循環，自哪裡進，由哪裡出，影響著人體健康的關鍵。因此，若能依著「子午流注」的經脈循行原理，就能夠順時排毒，使氣血舒暢通透，達到養生祛病、健康延年的功效。

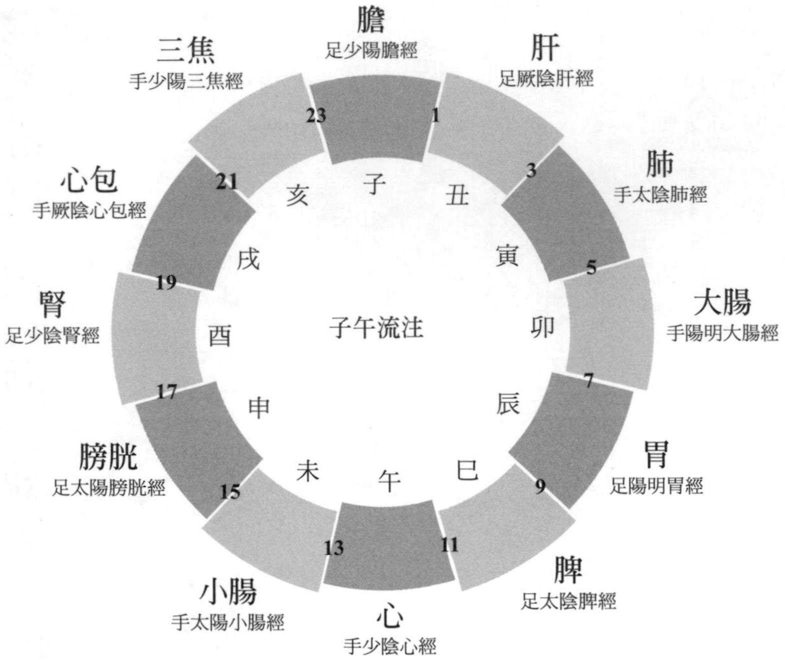

「子午流注 - 十二經脈循行」對照圖

▼子時：晚上十一點至一點

•對應器官和經脈：膽（足少陽膽經）

膽經需要在深層睡眠下才能運行，但是現代人多半晚睡，該睡覺的時候不睡覺，毒素無法被有效的排除，所以膽經毒素堵塞堆積，正是常見問題之一。

▼丑時：凌晨一點至三點

•對應器官和經脈：肝（足厥陰肝經）

晚上十一點至三點應該進入熟睡期，讓人體妥善發揮排毒修復的功能，請務必好好睡覺，再大的事也請等這段時間過後再行處理。

▼寅時：凌晨三點至五點

•對應器官和經脈：肺（手太陰肺經）

此時人的體溫最低，許多老人家容易在此時肺氣上不來而離世，若是熬夜晚班的工作者，容易導致氣血不足。

▼卯時：凌晨五點至七點

・對應器官和經脈：大腸（手陽明大腸經）

健康的人都會在這個時間點排便，一大早腸道被自然地喚醒，第一件事就是上廁所，排毒清腸胃。

▼辰時：上午七點至九點

・對應器官和經脈：胃（足陽明胃經）

由於大腸清空了，胃囊也空了，這時候就要準備讓身體進食，使身體注入能量，然後開始進行消化。

▼巳時：上午九點至十一點

・對應器官和經脈：脾（足太陰脾經）

早晨七點至十一點，都是消化的最好時期，「脾主運化」，透過脾經轉化，變成營養之後輸送到全身，讓人體吸收。

▼午時：中午十一點至一點

•對應器官和經脈：心（手少陰心經）

吸收完了之後，就是主要工作運行的時間點。午餐則經由血液運輸營養，並回收末梢部位的毒素，準備進行排毒代謝。

▼未時：下午一點至三點

•對應器官和經脈：小腸（手太陽小腸經）

小腸經是心經的表經，「小腸主液」，可以多喝水幫助血液暢流，順利完成消化及排毒。

▼申時：下午三點至五點

•對應器官和經脈：膀胱（足太陽膀胱經）

此時進入排毒的運化工程，經由膀胱排出廢物（尿液），瀉除火氣。

▼酉時：晚上五點至七點

•對應器官和經脈：腎（足少陰腎經）

膀胱是表，腎是裡，兩者互為表裡，產生一個循環，同時將身上的汗水等毒素交換排出。

▼戌時：晚上七點至九點

•對應器官和經脈：心包（手厥陰心包經）

心包屬於心血管周圍，將乾淨血液再次流至身體各個器官，也是工作學習的最佳時間點。

▼亥時：晚上九點至十一點

•對應器官和經脈：三焦（手少陽三焦經）

三焦可視為內分泌脈絡，此時身體開始進入另外一層次的排毒和修復階段，針對白天較難排除的毒素，三焦作為排毒起點，同時應開始準備休養生息，可以聽音樂、靜坐等安心養神的活動。

以上，就是十二時辰經脈循行及養生建議。

基本上若能依人體時間進行正常排毒工作，加上適度的自體拍毒，就能夠避免體內的毒素一再累積，自此遠離疾病的侵擾。

03 Part

拍除病氣——直擊五大族群，實測病症和拍打功效

了解身體循經的經絡原理，找到真正病兆，施行對症拍打療法，找回身體自癒的關鍵，病氣拍除，毒素沒了，經絡通了，症狀自然有所改善。

久坐氣鬱的上班族、全身硬叩叩的久站服務員、這裡痠那裡疼的家庭主婦、專做苦力活的搬運工和運動員、退化症進逼的年長高齡族群，困擾五大族群的大小病痛、長年痼疾，藉由對症經脈的自體拍毒，竟然都能一應而解！

01

久坐氣鬱的上班族

X

乾咳、虛胖、脖頸僵硬、肩背痠痛、滑鼠手和脊椎問題，通通不見了！

當身體在耗費能量的過程中，因壓力、運動及環境毒素的持續累積，就會產生自由基，破壞免疫系統，造成老化、肥胖、三高、細胞癌變等相關問題。

疲勞壓力，身體的求救訊號

基本上，上班族不見得是「坐著」才會出問題，因為很多工作也都需要固定坐在位子上，問題就出在——時間過長、姿勢不正確，加上責任制，有股無形的工作壓力，就算是下班，也依然持續在工作狀態中，沒辦法好好休息。

因此，疲勞通常是共通的問題，這是一種生理上的正常反應，代表身體正在發出求救訊號，告訴你：「我需要休息了！」

當身體在耗費能量的過程中，因壓力、過度不當運動及環境毒素的持續累積，就會產生自由基，破壞免疫系統，造成老化、肥胖、三高、細胞癌變等相關問題。

▼自由基（瘀）累積，造成肩頸瘀結

上班族一整天處於勞累的狀態，下班就需要適度的放鬆，唯有休息，才能夠排出自由基，恢復身體機能。然而，現代人往往下班之後，還持續忙碌到深夜，錯過了經絡正常排毒機制——三焦經、膽經、肝經的運行，身體沒有時間修復，毒素就一直累積，累積久了之後，自然造成肩頸瘀結、胃疼、肝炎、虛胖、失眠等症狀。

上班族常見問題就是肩背緊繃、頭頸部痠疼，肩部的肩井穴正是膽經的大穴。當經絡、氣血不通了之後，這些部位累積高濃度的自由基，形成了瘀毒，於是瘀血卡住了經絡，導致氣血運行不順暢。

中醫的氣血幾乎可以對應到淋巴液，為了活下去身體做了變通的調整——為了氣血在經絡裡繼續通行，於是經絡只能撐大原本肌肉束，循著路線，往旁擴張，選擇性地把「瘀」包在其中，當瘀毒堆積的愈嚴重，愈造成下半身肥胖，臂部看起來就像是變大了。很多人嘗試做運動要消除這堆積的脂肪，但是最後都以持續的挫敗感收場居多。

也因此，假使朝這些凸出來的部位施力按壓，就會感到疼痛，正是因為裡面的瘀積結所致。

▼肝膽筋受阻，排毒失能

由於膽經起點就在眼尾，當身體水路下游已經堵住了，上游的水是不可能流通快速，在堵塞的情況下，除了肩頸痠痛以外，眼睛也會呈現紅腫酸澀，甚至感到乾澀，很多過勞、肝功能不好的人，還會眼球發黃，產生黃疸現象。

中醫裡肝、膽經互為表裡經絡，對應於身體的功能單位都是肝臟。肝經位於大腿內側，膽經位於大腿外側，因此，當膽經受到堵塞，連帶影響到肝經，也就是肝功能。

假使上班族放任疲勞警訊，一直都沒有處理，很容易會有膽結石問題，就算透過微創手術清除結石、拿掉膽囊，對於根本病兆依然沒有解決。

膽囊是排毒過程重要一環，假使少了膽囊，等於瓦解人體正常的排毒機制之一，毒素無法順利往外排出，勢必加劇身體的傷害。

▼身體各部位的拍毒方式

上班族的各種健康問題，基本上可以歸咎於膽經堵塞，無法通暢運行，以下針對改善身體各部位症狀的拍毒方式，提供簡單的作法。

．頭臉部：

不建議採拍打，可以改用按壓的方式，太陽穴往上走到耳後，都是膽經路線，可以找一支稍硬的木梳子，類似刮痧的力道梳理頭皮，請特別留意：「不是梳頭髮，而是梳頭皮！」由同一個方向持續往下順著梳，掌握力道，暢通膽經和膀胱經，有助頭部氣血暢通，改善偏頭痛、掉髮、眼睛酸澀等症狀。

．眼睛：

膽經是人體最長的經脈，一路從頭延伸到腳，牽動著排毒機制，膽經起點在眼尾，從眼睛上方眉際由內往外按，一路從鼻骨下——攢竹、魚腰、絲竹空，再到太陽穴，慢慢地按摩，淤塞疏通後，氣血運行，可以舒緩眼睛疲勞。

如果想要消除眼袋的話，可以在下方由外往內按——承泣、四白穴、晴明穴，活化眼睛周圍肌肉，疏通眼部淤塞，皺紋慢慢消除，自然可以消減眼袋。

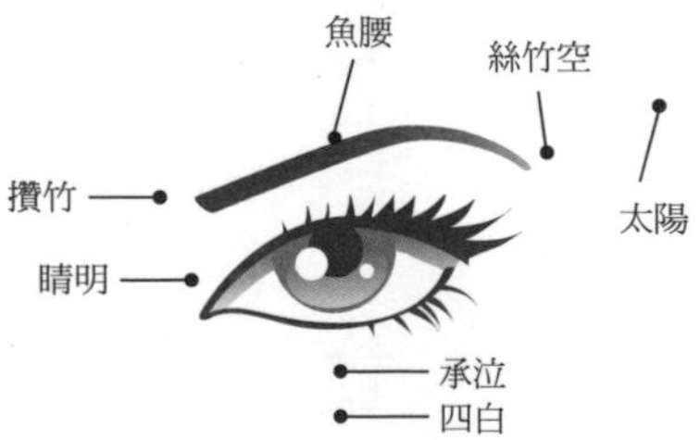

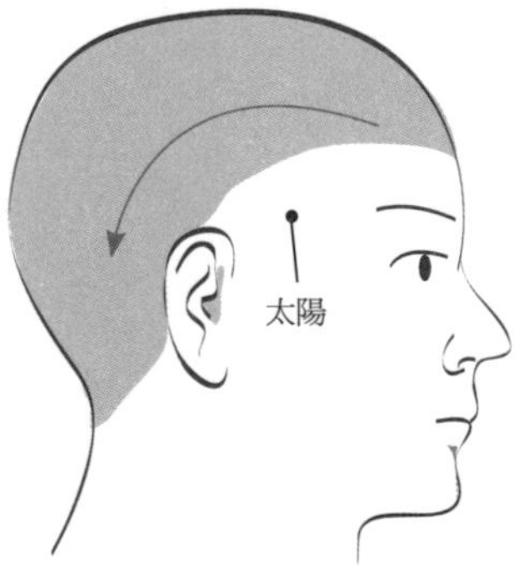

・肩頸：

膽經從頭部下行，連接到肩部的肩井穴（肩膀中央位置），可用手或是拍打棒敲打肩井穴，先疏通經絡的下游部位，上方脈絡也會跟著疏通。疏通之後，痠疼自然會獲得緩解。

假使堵塞程度較為嚴重的話，第一次拍打時可能會比較痛，必須先忍受一下痛感，然後慢慢地拍，等到拍出暗紅色瘀結，緊繃的肩頸就會慢慢放鬆了。

特別要說明的是，拍打過程中，請留意當下的自體感受，有瘀才會痛因此可以循著「痛點」來確定是否拍到瘀結，只有在瘀要出來的過程，才會感到疼痛，假如瘀已經從肌肉處跑到表面，其實就不會感到疼痛了，反而有種舒暢感。

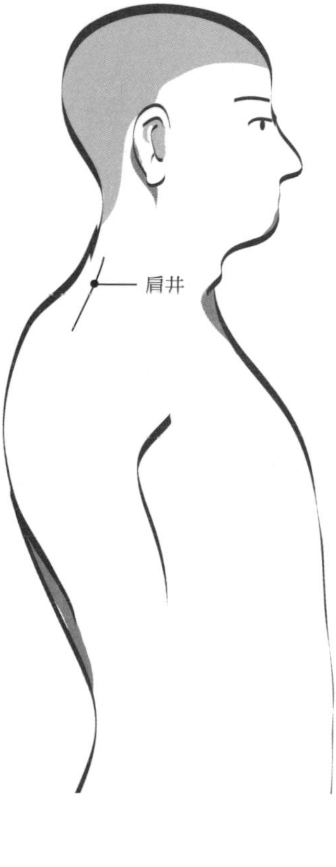

・腋下處：

是膽經藏毒素最多的地方，排除此處的瘀結，也有助去除肩頸頭部不適。拍打膽經的淵腋、輒筋穴，大約五至十分鐘，力道小的話，可作為平日保養，若是身體上有瘀毒，拍打過程則會感到疼痛。

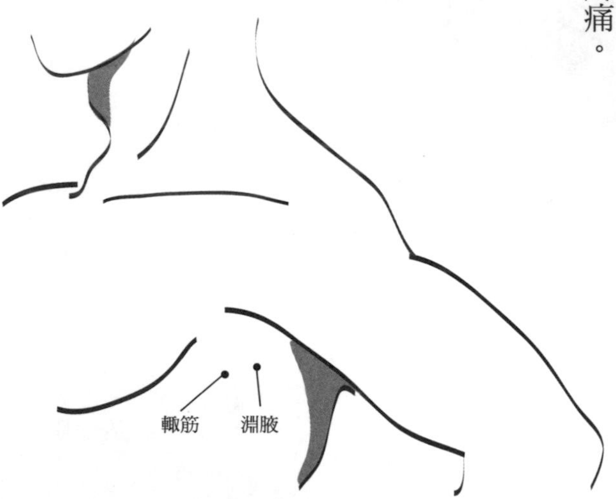

拍打膽經的淵腋、輒筋穴周圍，
大約五至十分鐘，藉此拍除瘀毒。

・腹部：

肚子長期堆積脂肪，需要藉由持續運動慢慢改善，因為肚子呈現柔軟狀態，不好找穴位，可以採用推腹方式進行按摩，改善代謝不良、肥胖等問題。

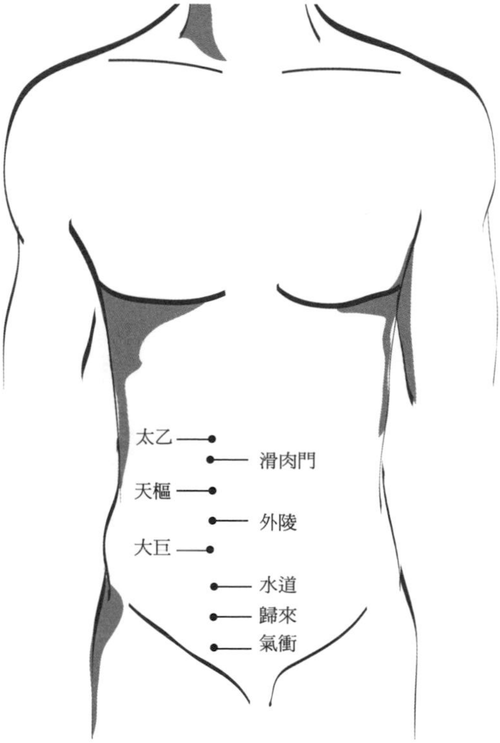

採用推腹方式進行按摩，
有助改善腸胃不適問題。

・臀部：

很多上班族大都有屁股大、中廣身材、臀部脂肪累積的情況，同時感到手腳冰冷，基本上都是因為膽經堵住了。此時，可以拍打臀部後面經絡的環跳穴，一路往下到大腿的風市穴，再到中瀆穴。

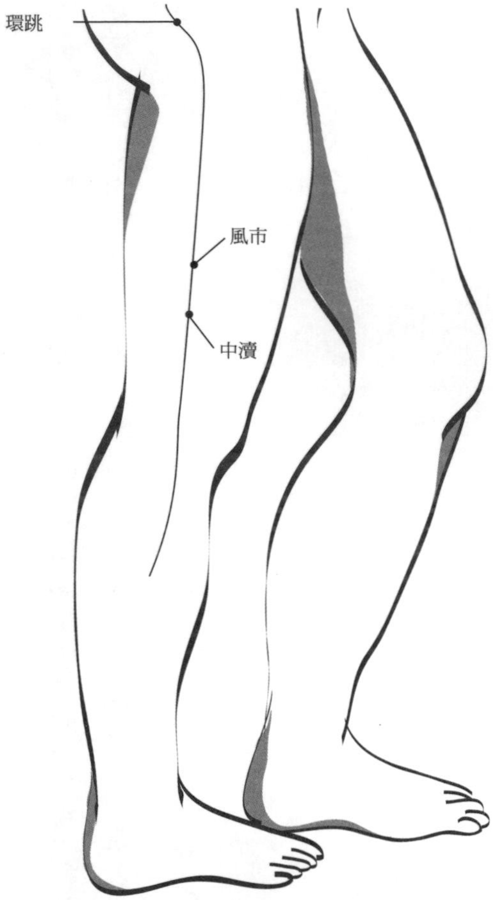

拍打臀部大腿外側，改善脂肪堆積。

・膝蓋：

膝蓋好不好，其實可以從膝蓋的形狀看出來，假使膝蓋看不到骨頭，只剩肉肉的一團，代表裡面包覆住許多毒瘀，後來又長出擴大的肌肉將它又團團包住，所以看不見膝蓋的形狀，所以一團肉的膝關節很大，卻也很沒力。因為這些肌肉束都只是虛有其表而已，藉由拍打膝蓋經脈，循經找痛點，可以改善水腫、虛胖、膝蓋疼痛等症狀。

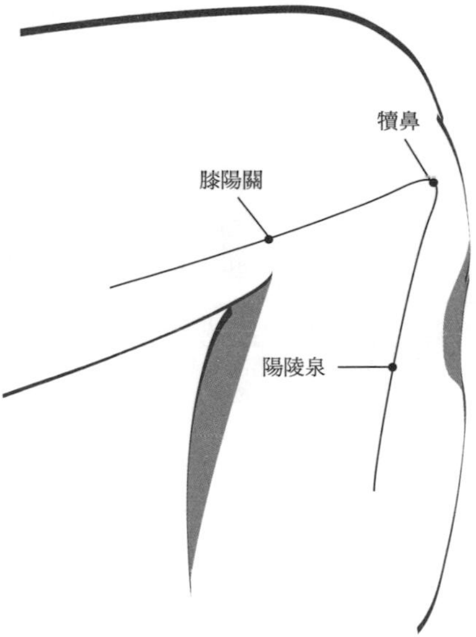

拍打膝蓋經脈，可改善水腫、虛胖、膝蓋疼痛等症狀。

・下半肢：

很多女生常常說：「我連喝水都會胖！」問題出在代謝不良，當下身經絡堵住的時候，就會造成虛胖。

假使有大腿堵塞的情形，應該小腿也會堵住才對，感到緊繃、變粗，屬於代謝性肥胖或代謝性水腫，只要瘀去除後膽經暢通了，多出來的肥胖肌自然就會被慢慢代謝掉，建議可從小腿往上拍到大腿，分成兩階段進行拍打。

藉由拍打下肢中段排瘀，沿著經絡穴位周圍，找到痛點，多使點力來拍，尤其是大腿上半部的外側。因為大腿肌肉束比較粗，如果有運動習慣的人，肌肉群會更加緻密，所以得拉長時間才能拍出毒瘀，要有點耐心。

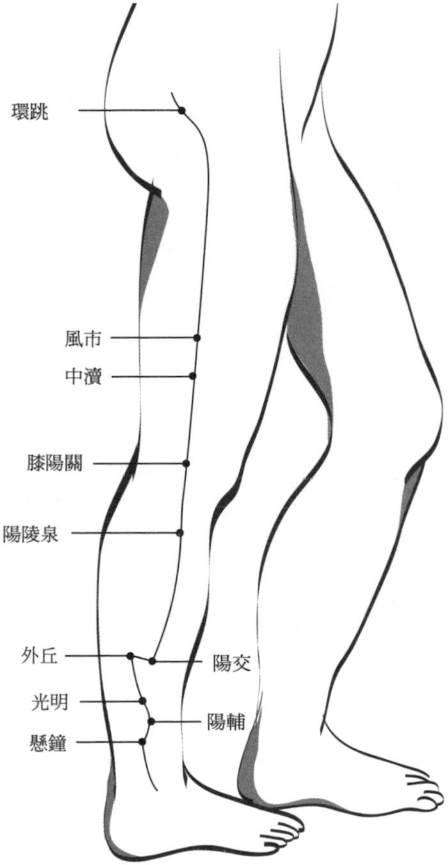

拍打下肢中段排瘀，沿著經絡穴位周圍，
找到痛點，改善代謝性肥胖或代謝性水腫。

案例實證01

44歲竹科高階男主管

▼個案症狀——疲勞、肩頸痠痛、頻尿、骨刺

這位主管工作繁重，負責產品大小問題，往往早上九點走進公司，一路到晚上十點才出得了辦公室，回到家還要照顧家庭，買了新房，又是兩個小孩的爸，可以說是家庭、工作兩頭燒。

因為毒痧已經累積到肩頸下方，長期下來感到肩背不適，連轉頭，脖子都會產生劇痛，才四十多歲的他，已經有五十肩的狀況，手已經快沒辦法抬起了。

他曾經到大醫院進行全身檢查，發現脊椎第三、四節已經長出骨刺，醫生提議趕快開刀。雖然先不執行手術，照著做些物理治療，依然沒辦法獲得真正的改善。

由於長期坐姿不良，緊盯螢幕而頭部前傾，加上工作壓力，膽經的經絡缺乏休息，循經位置被瘀堵住，累積在脊椎旁的肌肉處，因此肌肉的支撐力不足，骨刺生出，增生的軟骨組織剛好壓迫到神經，才感到肩頸痠痛。

而且，瘀積的毒也已經累積到膀胱經絡上了，所以進一步影響腎功能，有一陣子半夜還要起來排尿兩三次，男性功能都會受到影響。

此時，依經驗來看，不該只是將增生的軟骨組織拿掉，並限縮活動範圍，而是先除去瘀結，回復肌肉支撐力。假使根本問題沒解決，骨刺拿掉之後，還會再長出來，這是身體自然增生的現象。

▼對症經脈——膽經（肩井穴）、三焦經、膀胱經

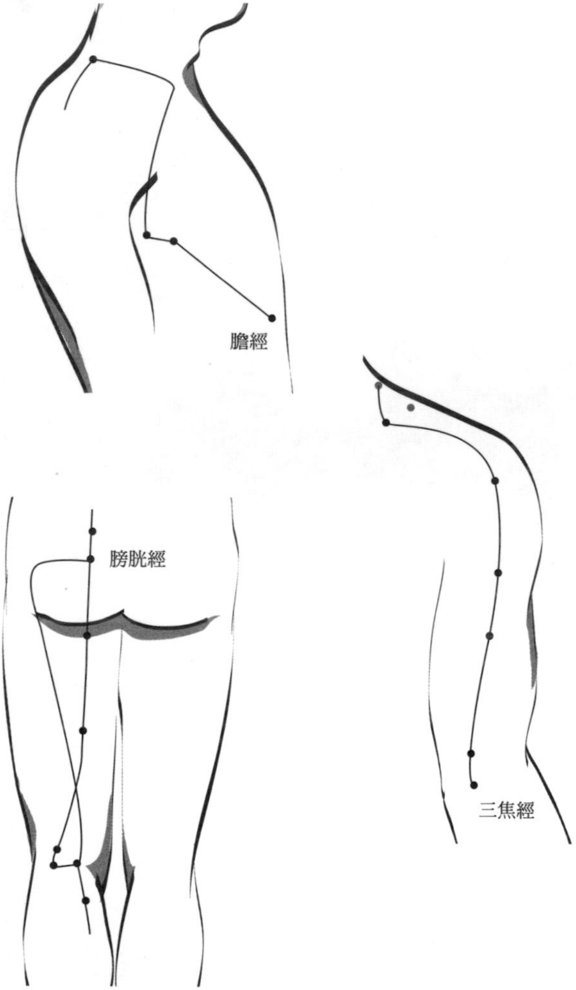

拍打上半部的膽經和三焦經部位，
能緩解脊椎轉動時的疼痛。

▼拍毒排瘀療程——一小時（四至五次）

我藉由拍打上半部的膽經和三焦經部位，包括肩井穴，以及肩部靠近頸部的地方，就發現那些地方藏有一連串的瘀痧在裡面。

過程中，他也發現，痛點是在脊椎的旁邊，而非脊椎本身，就知道是瘀結問題。基本上把肩頸的三焦及膽經的瘀拍除後，就能緩解脊椎轉動時的疼痛，因為路徑通了，脊椎旁邊的肌肉被釋放了，就可以做比較大幅度的轉動，並給予較好的支撐。

因為經脈不是只是一個點，而是一整片面積，加上尋找痛點，從靠近頸部的位置，一路到肩膀、背部，整個療程超過一個小時。

▼拍毒後的改善——

拍打過程中，他確實感到疼痛，可是在拍完之後，症狀真的立即有所緩解，可以看見整個背部冒出一顆顆黑豆，代表毒瘀累積的程度十分驚人。

當自由基淤堵在經絡上，會造成肝經、膽經的排毒系統失靈，以及三焦經的內分泌失調現象，導致症狀叢生。

不過，針對背部的拍打，需要更多技巧，不建議一般讀者輕易施行。但是療程結束後，還是需要多加休息，讓身體自行恢復，然而很多人還是無法停下腳步，繼續趕工加班，過一陣子還是累積了毒瘀。

如同這次感冒好了，但是免疫功能不佳，體質沒有提升，下次仍有機會繼續感冒。我能做的只是幫他緩解當下症狀，並不是去除毒瘀之後，身體就馬上百分之百變好，重點在於維持健康的生活習慣，才不會讓自由基毒素又不斷地累積。假使不改善生活型態，一直重複同樣的工作模式與生活惡習，問題將無法根治。

因此我建議，平日可以嘗試靜坐調息、練習瑜伽，維持經絡的疏通，也要盡量在十一點以前睡覺，這樣肝才能有效的運作，幫身體排除一天所累積出來的自由基。

案例實證02

37歲女工程師

▼個案症狀——肩頸緊繃、手臂疼痛

擔任工程師的她，負責IC的維護工作，因此長期待在電腦桌前，處理老闆交付的任務。

她的身材不胖，可是肩頸一直都是處於很緊繃的狀態，手臂也會感到疼痛，因而影響工作效率，十分令人困擾。

▼對症經脈——膽經（肩井穴）

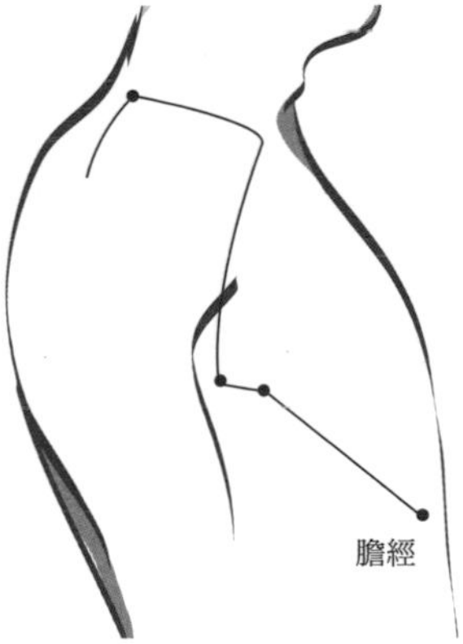

▼拍毒排瘀療程——兩次四週

我幫她拍打完之後，肩井穴附近就冒出一顆顆毒瘀，最後密集連成一整片。經過第一次的拍打治療之後，手臂狀況就有所緩解，大概再經過幾個禮拜，讓她自體修復，等到毒瘀代謝完畢後，才執行第二次，時間大約四週左右。

▼拍毒後的改善——

在第二次拍打之後，很快地，她就復原了。

可是，像前一個男性主管案例，因為毒瘀長期累積，鬱結程度較為嚴重，就要花更長的時間，加上他並沒有回復正常生活習慣，因此變成好了之後，再次鬱積，形成惡性循環，只好不定期地來找我執行拍毒療程。

案例實證03

49歲高階男工程師

▼個案症狀——不知名的乾咳

這名竹科高階工程師是我的好朋友，雖然運動量比較少，但是擔任國家公園的志工，平常會爬爬山、做一些農活，外表看起來很健康。

然而，他有個不解的老毛病，就是莫名的乾咳，頻繁程度大約是三十秒就會咳一下，聲音也滿大聲，這個情況使他相當困擾。

醫生說，這並非過敏，可能是感冒所引起，但持續至今好不了，找不出實際病因，也讓人感到奇怪，拿了幾回藥後，就再也懶得去看醫生了。

▼對症經脈——肺經

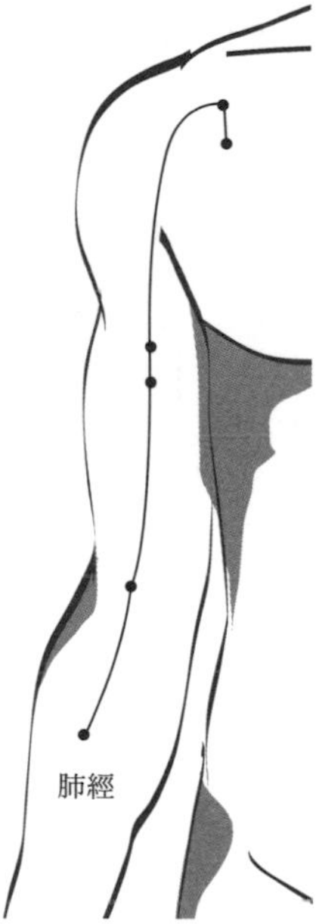

▼拍毒排瘀療程——兩次四週

當身體某處的局部肌肉隆起，代表這個地方的肌肉束有毒瘀累積。那時，我幫他按壓肺經，位於手臂的正上方處，按壓過程中，就知道循經路線有不正常的局部腫大，他也覺得疼痛。

因為肺經從肩部延伸到手臂上方，我幫他拍打下手臂到上手臂，延伸到前肩的部位做處理，拍完後出現一整片深綠的毒瘀。

由於他的身體左右兩邊毒素累積程度不一，一邊大約半個小時上下，時間稍有差異，共進行二次療程。

▼拍毒後的改善——

拍打後的隔天，他的乾咳情況馬上改善了大半，因為毒素整片瘀結住肺經了，身體才會以咳嗽來示警，反映出症狀，如果只是吃藥抑制症狀當然治標不治本，重點應該放在「排出毒素」，恢復自癒力。

藉由拍打緩解肺經的堵塞問題，第一次療程後，休息約兩週，接著再幫他將前肩和手部殘留的瘀一次排完，那不知名的乾咳，也就不藥而癒了。

案例實證04

43歲竹科男主管

▼個案症狀——久咳不癒、掉髮、上臂腫脹

這位竹科主管級的同仁，身材微胖，一次感冒後，竟發生咳嗽不止的問題，同時有掉髮現象，究其原因也是肺經、三焦經的溼濁所引起。

▼拍毒排瘀療程——兩次四週

因為工作壓力大，使得肺經、三焦經長期積累毒素，才四十幾歲的他，慢慢地頭髮已經幾乎快掉光了，加上感冒的關係，肺部受到影響，使得上臂、肩部關節處呈現腫脹狀態，看似好像有做重量訓練，但仔細看隆起處卻有些奇怪，原來那些都是瘀毒。

我幫他進行了大約一小時左右的拍打，由於患部區域比較集中，半小時至一小時就可以處理完畢，總計二次的拍打排瘀，就緩解了咳嗽的情況。

▼對症經脈——肺經、三焦經

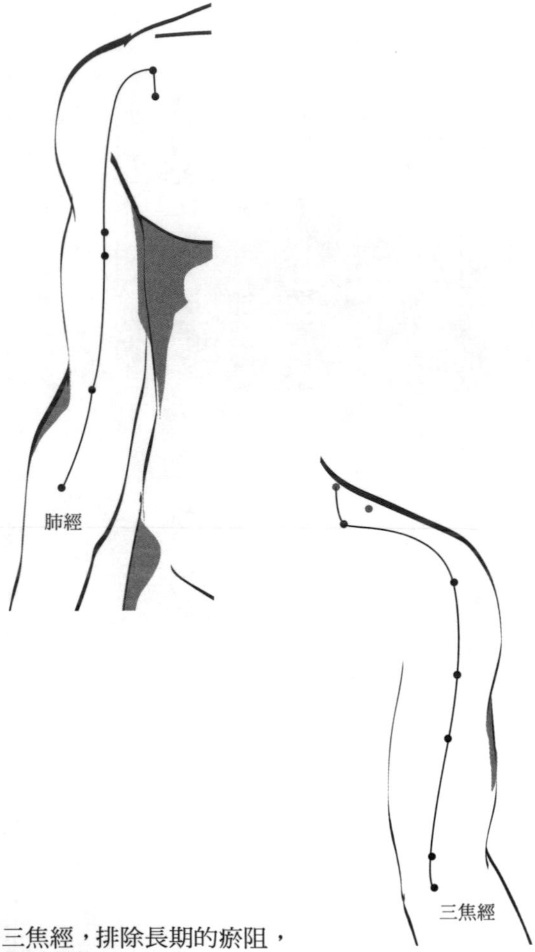

接由拍打肺經、三焦經，排除長期的瘀阻，
可緩解咳嗽、掉髮等情況。

▼拍毒後的改善──

「我吃了藥，病況就一定能痊癒！」這句話顯然有語病，因為有一些人長期吃藥，病非但沒有好，情況卻越加嚴重？

前面提到，咳嗽主因是為了把體內毒素排到體外，它要告訴我們：「身體中有毒素、有東西，所以才會咳嗽！」若是不明就理吃藥，抑制了咳嗽的症狀，不讓它排毒，這樣不就把毒素留在身體嗎？久而久之，五臟六腑當然會發生問題。

假使了解身體循經的經絡原理，找到真正的病因，藉由對症拍打的方式，找回身體自癒的關鍵，毒素沒了，經絡通了，症狀就能自然解除。

案例實證 05

40歲竹科女工程師

▼個案症狀——手臂關節痛、類五十肩、乾咳

身為排球好手的她，也是公司內部排球代表隊成員，主要擔當舉球員，這陣子因為園區盃排球賽，進行了密集訓練，最後打進了決賽。

不過，就在決賽的前夕，她因為練習過度，只要一舉起右手就感到疼痛，彷彿提早來報到的五十肩，沒辦法往上舉，等於要宣告放棄比賽。

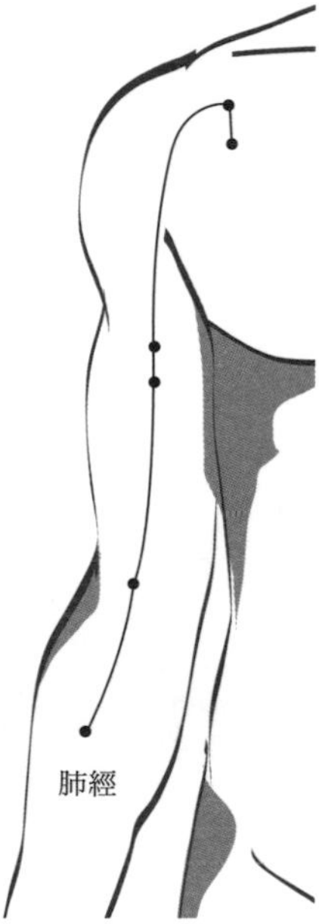

拍打前臂關節，延伸至肩部外側，
舒緩手部不適。

▼拍毒排瘀療程——一次

由於她是「跑步團」的朋友，過去曾幫她治療過腳部毛病，這次上臂關節和手肘出現狀況，緊急向我求助。

當我幫她進行拍打排瘀時，同時發現她也有持續輕微咳嗽的情況，但是她自己並未察覺，當我告訴她：「妳有在乾咳，妳知道嗎？」她才有所意識。

她大概咳了兩個多禮拜，基本上咳嗽和手臂抬不起，有相同的問題來源，都是肺經瘀痧堵塞所造成。

「對耶！」她才回想起，咳嗽和手臂開始痠痛的時間點，幾乎一致。

我幫她拍打前臂關節，延伸至肩部外側，差不多半小時的拍打療程，果然拍打完成後，整個患部都是瘀毒，手部當下就獲得舒緩，手上舉就不再卡卡了，只剩下表皮的漲痛感。

▼拍毒後的改善——

幾天後，等到她身上的痧慢慢地散去，她就真的自然地痊癒了，手臂也就不痛了，可以順利地舉起來。

由於她是舉球員，比賽時要進行球的分配及攻擊，運動量很大，但白天上班晚上練球完要趕回家照顧小孩，結束後忽略了拉筋收操的過程，因而常常因此造成運動傷害。

有時候，因為一直找不到良好的治療方式，一些運動員的運動生涯很容易就此停止，這是非常可惜的一件事。

由於運動過程中會產生乳酸（自由基），導致瘀毒逐漸堆積，此時就可以運用自體拍毒的療癒方式。

針對小規模的運動傷害，其實只要把身體累積的毒瘀排掉，等待組織重新連結之後，就能回復原有的正常功能。大規模的運動傷害，手術重建之後，肌肉裡面也會藏有大量的瘀血，需要等到傷口徹底回復之後，才能做排瘀處理。

案例實證 06

36歲上班族男性

▼個案症狀——紅眼症、掉髮、疲勞

一般會認為，掉髮和遺傳有關係，這個上班族的掉髮蠻嚴重，從年輕開始就陸續落髮，他說父親也有相同症狀。

其實，很大原因在於家人同住屋簷下，養成了相同的飲食和生活習慣，加上經絡堵塞，毒素慢慢積累，才有相關症狀的顯現。

▼對症經脈——膽經

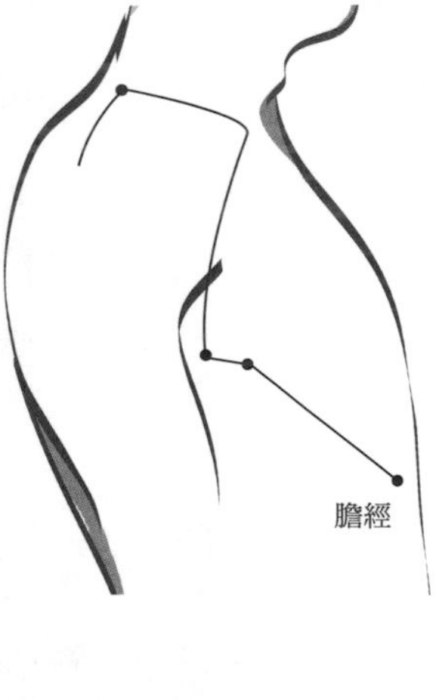

拍打膽經路線，
改善落髮、腦霧、疲勞等情況。

▼拍毒排瘀療程——一次

由於膽經的起點從眼尾瞳子髎，再往上繞行到頭部，自由基毒素會跟著循環跑到頭部、臉部，顯現於外就會產生落髮、腦霧、疲勞、眼睛紅腫。

許多年輕時期就開始掉髮的人，基本上就是膽經毒素過度瘀積，建議需要多拍打膽經，把膽經內的瘀給清除，並把拍打當成每日的按摩，藉由拍打清除膽經內的自由基，疏通膽經附近的經絡。

▼拍毒後的改善——

由於我自己的個人經驗，也是透過拍除瘀氣，才止住了狂掉髮的階段，並重新長回茂密的新髮。

假如能打通循經的經絡的話，慢慢地改善體內的氣血循環，身體自然也會恢復健康，經過拍打自癒後，他也開始有所改善。

養生小提點

脖子保暖，就能提升身體免疫力！

我從大學畢業到現在，從沒有因為感冒找過醫生，如果有些感冒症狀，可以多加補充溫開水，然後晚上睡覺拿條乾毛巾穩穩地包覆住脖子，就能提升免疫力！

脖子週邊具有許多免疫系統，當人們在睡著的時候，脖子大約會降低兩三度左右，而體溫每降低一度，人體抵抗力就會降低一成左右。因此，平日晚上睡覺時，可以將一條乾毛巾對折，好好地護著脖子，再罩上一條頭巾（別讓晚上睡覺翻身時掉落），特別是寒冬裡，有助保暖，幫助睡眠，又能改善免疫系統，提高身體自癒力。

當自己覺得有些疲累，或是工作繁重之際，睡前不要急著躺到床上，先將脖子包好，避免感冒上身。

02

全身硬叩叩的久站服務員 X 胃脹氣、咽喉痛、靜脈曲張、足底筋膜炎等，全都一勞永逸

久不流汗，機能將漸漸萎縮，甚至喪失正常代謝功能，櫃哥櫃姐、老師等職業需要久站，經脈中深埋毒素，膀胱經充滿瘀痧，因此埋下腰痛等未爆彈。

久站不是病，站久不動要人命！

櫃哥櫃姐、老師等職業需要久站，全身經常硬叩叩，因此埋下腰痛等未爆彈。基本上，久站者的問題比較偏向膀胱和腎臟，即是膀胱經和腎經這兩條經脈，由於常常使用到腳部肌肉，卻沒有加以舒緩膀胱經，久而久之，小腿就會變粗，甚至是靜脈曲張。現今有很多人穿著壓力褲，就是為了防止這類問題，雖然可以預防，但源頭還是因為經脈中深埋毒素，膀胱經充滿瘀痧。

以百貨公司的櫃哥櫃姐來說，首先在於工作環境，一般櫃姐都不是站在太陽底下，而是待在冷氣房，鮮少流汗，這才是最大的致命傷！

久站的人不一定會有問題，最主要是「限定在固定位置」，像是運動員也都是以站的型態居多，卻險少有這類疾病問題，為何服務員的膀胱經和腎經，會有這麼嚴重的症狀呢？正因長年大多待在冷氣房而且多數人是不運動。

待在冷氣房工作，雖然環境涼爽舒服，卻不見得是一件值得欣喜的事情，因為沒辦法流汗，等於無法正常排毒尤其是尿素毒。很多女生長年都不流汗，導致毛細孔萎縮，正常情況下也不會出汗，這在很多上班族OL也相當常見，即使運動也不流汗，可是一件相當可怕的事情。

因為久不流汗之後，機能漸漸萎縮，甚至喪失正常代謝功能，像我有很多朋友，邀約一起外出運動，他們卻說：「我就算持續跑步，也只會喘，不會流汗呢！」我回說：「不可能！」主要原因在於跑的時間不夠久，還沒能全面打開毛細孔，刺激汗腺運行，就已經因為喘而停止繼續運動了。

此外，要是運動中不流汗，很容易發生中暑現象，像是櫃哥櫃姐長年待在冷氣房，毛細孔排汗功能受到影響，排汗機制久而久之自然就喪失了。

身體排毒系統，一是藉由尿液代謝，二是皮毛排汗流出，假使兩者功能失靈，毒素無法外排，極有可能造成尿毒症，引發痛風和膀胱、腎臟疾病！

▼煩人的腰痠背疼，如何能解？

「久站症候群」——腰痠、背痛、手麻、腿粗、胃脹氣、肌腱炎、代謝失常、靜脈曲張、足底筋膜炎等，原來有這麼多的問題！其實，古人都說：「過猶不及。」只要我們維持同一個姿勢太久，很多症狀就會自然顯露出來，都並非健康之道。

「是不是因為運動方式錯誤，才會導致腰痠？」不見得所有的腰痠都是運動傷害，更常見的是膀胱經堵塞、膽經環跳處瘀結所致。

朋友的媽媽因為長期在火鍋店擔任後場工作，不只久站，加上長時間低頭洗碗，同樣會引發腰椎疼痛的問題，儘管看過醫生依然無法改善，最後還是藉由自體拍毒療法，拍除臀部、腰際環跳穴附近的瘀血，以及疏通大小腿膀胱經的毒痧，才真正解決老人家的疾患。

另外，久站服務員和白領階級的腰痠，很大部份都是環跳部位的瘀結，所牽連帶引出來的症狀。身體因工作壓力長期累積自由基，下半身成了最大的收污處，於是就在環跳的部位，造成瘀毒沉積，連帶縮小了膀胱經的通道，影響了男生的性能力，才會有「四十歲的男人，只剩下一張嘴」的說法，不得不慎！

案例實證07

39歲的女秘書

▼個案症狀——下半身水腫、靜脈曲張

這位女祕書經常要站立工作，加上生產的關係，下半身的水腫現象一直代謝不掉，求助醫生時，醫師說這種狀況已經變成靜脈曲張，以後可能都沒辦法處理，一直都是這樣子了。

▼對症經脈——膽經、腎經

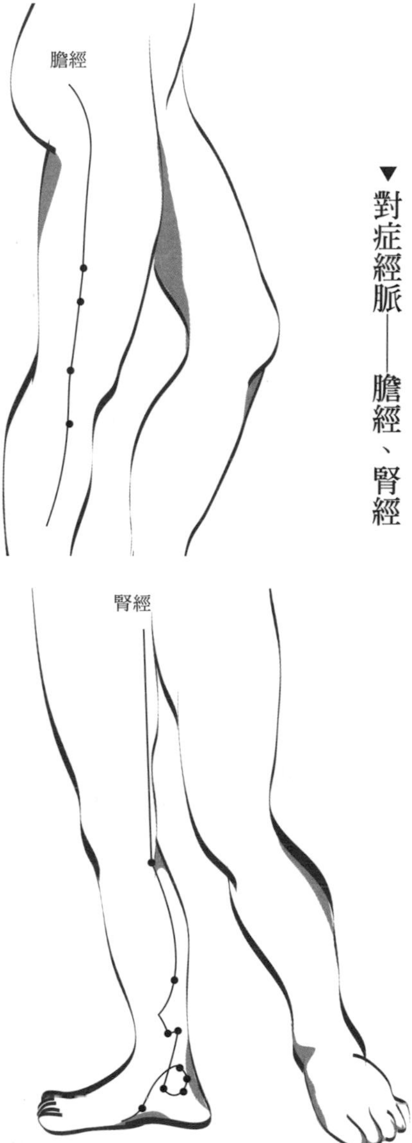

拍打大腿上半部，疏通膽經、腎經，有效改善靜脈曲張。

▼拍毒排瘀療程——一次半小時

我幫她拍打時，發現大腿異常臃腫，屬於代謝性肥胖，大概知道有嚴重的淤塞，因此藉由疏通她的膽經，即大腿的上半部。

拍打過後的一個月，她驚訝地說：「我的靜脈曲張真的不見了耶！」還記得當時連醫生也束手無策，但它真的不見了！

因為淤塞藏於肌肉束裡面，堵住了氣血運行，也堵塞靜脈回流的機制，於是我藉由拍打膽經位置（靜脈曲張之處），及腎經通行的地方，由於她是局部性的問題，大約半小時，一次就可以完成拍痧療程。

▼拍毒後的改善——

這次拍打的主要的目的，在於消除大腿代謝性肥胖，偶然發現藉由拍毒疏通經脈了之後，還有助於解決靜脈曲張的問題，因此往後遇到其他靜脈曲張的患者，就能依此循經方式，幫助排瘀解毒。

案例實證08
40歲的櫃姐

▼個案症狀——咽喉痛、腰痠、靜脈曲張

這位朋友在百貨體系工作，整天不流汗，同樣有著靜脈曲張的問題。

後來，透過朋友介紹，我的處理方式就是拍打去除她膀胱經的毒素開始，我是先從膀胱經開始，膀胱經就是她的大腿和小腿的後面部位，會從膀胱經開始也是因為她的工作型式及加上她也很容易會腰痠，最近腰痠的頻率越來越高。而這也順道解決了她小腿漲痛及靜脈曲張的問題。

腰痠也有可能是腎經引起的，因為腎經的循經部位會走到內部到脊椎的下面幾節後連到腎，所以其實腰痠很常主要是膀胱經和腎經的經絡氣血不順所引起，而大腿上經絡的瘀滯常常會引發肌肉的不適及靜脈曲張的問題，包含膽經也是其中之一。靜脈曲張也是身體的一種對於不正常的瘀積增生肌肉的調整過程，有靜脈曲張的人，其肌肉內有很多的橘皮組織存在，而這些橘皮組織內正包覆了大量的瘀痧毒素。

▼對症經脈——腎經、膀胱經

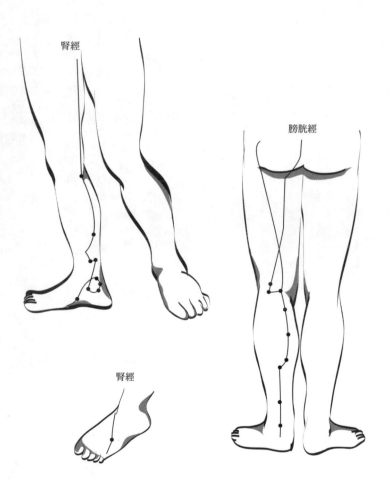

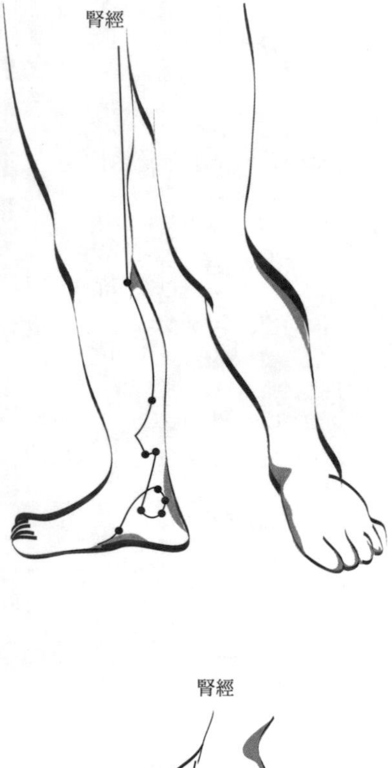

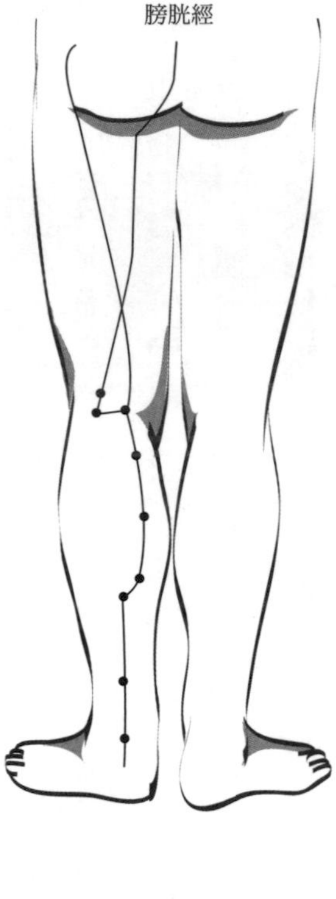

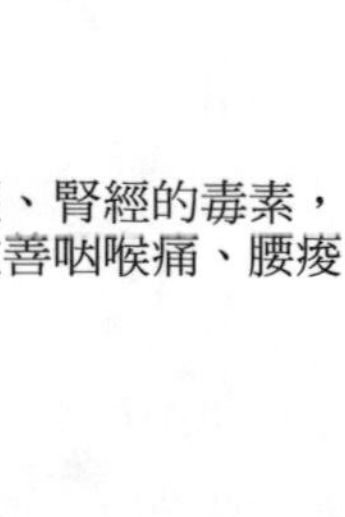

拍除膀胱經、腎經的毒素，
能緩和並改善咽喉痛、腰痠、靜脈曲張症狀。

▼拍毒排瘀療程——一次半小時

我們從膝窩的地方一直到大腿的下半截不斷地拍打後，再從環跳穴旁邊屁股的位置到大腿、膝窩，由下而上做拍打，這個療程比較久，一隻腿約莫要到三十分到一個小時，要做三次，約六週以上才能逐漸經絡的正常功能。小腿也會變的比較軟不會常緊繃著。因為部位比較長，而且這部分的肌肉束比較厚，毒素要從裡面跑出來，需要花比較長的時間。拍打排毒要更有耐心。

膀胱經的毒素很常會在膝窩後側堆積的部分，拍完後委中委陽穴的膝窩常常是最黑的地方。有位阿婆在拍完之後原本青筋浮現的的靜脈，在拍完之後，原來青筋浮現的地方整個縮了下來，發現她拍二週後第二次的時候，發現原本的浮現的青筋少了許多不再那麼的浮出。

此外，在拍打下半身的時候，患者用站立的姿勢比較好，讓肌肉有點拉開的狀態，這樣拍打效果比較好，瘀較容易跑出來。用手拍大腿部位，事實上不好拍，用拍打棒會比較適宜。

另外現在我都用拍打棒，來做為拍打工具，以免病氣會交流在我身上，因為我曾經一次用徒手拍打排瘀，一天內連續幫三個人做排毒，隔天我的淋巴就腫得跟拳頭一般大。所以每個人身上累積的東西都是病氣，真的會有影響我們的身體，為了避免這個狀況，我都用拍打棒來處理，如果是自我療癒的話，徒手拍打就沒有關係了。

▼拍毒後的改善——

久站的服務員常見的徵狀之中，是有些人會有咽喉痛的問題，腎屬水，肺屬金，因為肺主皮毛，皮毛的排毒代謝是肺主導的，腎跟膀胱也是會進行尿液的排洩，所以它們是會互相影響的。肺經和腎經的關係是金生水，水潤金，兩者相生的母子的關係，變成有些人特別是冷氣房站久了，排水也不好，會有咽喉上面的問題，容易咳嗽、有痰，容易在胸腔的部位都會出現問題，也容易感冒。

傳統中醫的觀念認為咽喉有問題的話，基本上是腎出了狀況，要對症處理腎經，因為腎是先天的本，假如先天可以把腎臟維護良好的話，整個生理狀況也會比較良好，因為腎是藏精，它是身體裡面的一個精元，因此蠻重要的。

靜脈曲張的治療時間會比較久一點，因為我們排瘀了之後，身體的脈絡會重新調整而相對的讓靜脈也會跟著重新調整。有人說是這靜脈曲張不可逆的，但實際的狀況真的是可以改善的。只是會再多花一點時間。

因此拍完毒素之後，我們後面還是需要去持續維護，因為她又一直長期站著的話，曲張的現象還是會浮現，因此工作久站之後，晚上回去就要拍一拍，用敲打的方式進行按摩，藉此得以舒緩肌肉之中的乳酸，乳酸只要不堆積在膀胱經的部分周圍，她的身體就會好，腰酸的部分也會有所改善。

因為造成這個問題主要原因在於氣流無法通過，累積在腰的位置，造成身體感到很不舒服，氣無法往下通，卡在腰際部位，即使上面是通的，可是氣沒辦法往下走，因此我們才說整條經脈的通暢是很重要的，只要腰的氣血通了，自然幫助排泄、排尿。

案例實證 09
60歲退休男主管

▼個案症狀——腹脹、便祕、腸胃失調

這位男主管因工作忙碌，三餐老是不定時，長期下來，時常覺得腹部脹脹的，便秘和腸胃失調，成為他難以啟齒的痛。

▼對症經脈——胃經

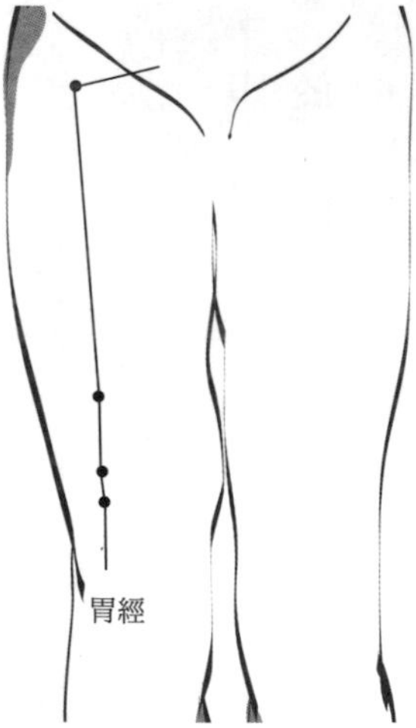

拍打大腿胃經的部分，
清除大腸經的堵塞狀況，
改善腸胃不適和便秘。

▼拍毒排瘀療程——一次二十分鐘

我幫他拍打大腿胃經的部分，胃經位於大腿正上方，身上慢慢出現很多瘀痧隨後開始狂打嗝、一直放屁，一條腿大約十分鐘，整個療程二十分鐘。

▼拍毒後的改善——

拍完之後，經絡暢通，他馬上衝進廁所，肚子就消化了。

假使有便秘問題，可能是大腸經堵塞所致，但這位患者是胃的問題，水氣堵塞，所以藉由拍打大腿，進而改善腸胃不適症狀，也幫他解決了長期的困擾。

案例實證10
50幾歲廟務女行政人員

▼個案症狀——腰痛、足底筋膜炎

這位患者是名家庭主婦，同時在廟宇兼職行政工作，協助販賣金紙，由於長期站立工作，慢慢地發現腳踝與腳底板內側非常疼痛，而且沒辦法行走，即是所謂的足底筋膜炎。

▼拍毒排瘀療程——一次半小時

由於是腎經堵塞所致，先前幫她拍過上半部，這次集中在腳踝下方的腎經部位，十多分種之後，果然跑出好多瘀痧。

當腎經堵住，往往會牽連到其他經脈，她大腿後側的膀胱經也有瘀堵，所以她不只有足底筋膜炎，平時也有腰痠問題，因此同步拍打膀胱經大概半小時，同步解決腰痠症狀。

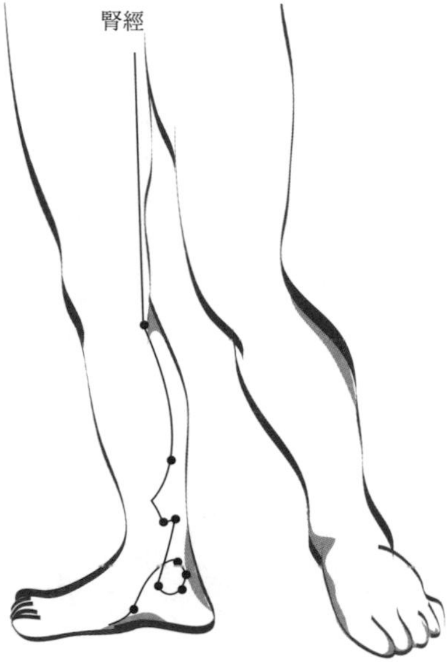

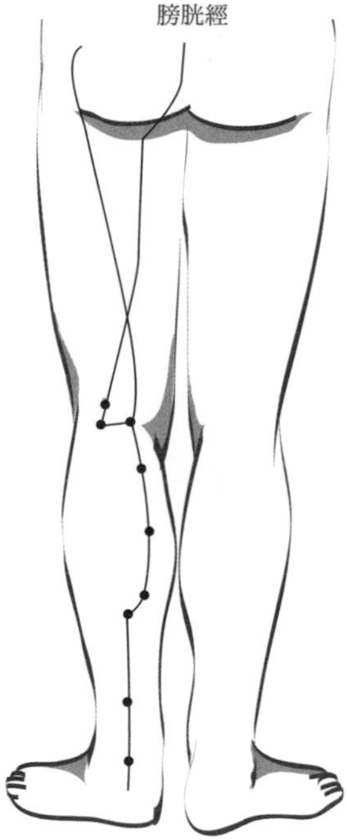

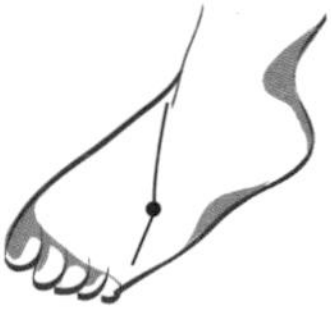

拍除腳踝下方的腎經堵塞，
改善腰痠和足底筋膜炎。

▼拍毒後的改善——

腳踝幾乎是腎經的起始處，腎經從湧泉穴出來，假使一開始就堵塞了，難怪會造成足底筋膜炎，甚至嚴重到無法行走。

基本上，足底筋膜炎就是腎經出現瘀堵，加上膀胱經的堵塞，後腳跟自然產生嚴重的疼痛感。

過去的我，也有同樣的問題，都是藉由小腿除瘀之後，才免除這類困擾。

03

這裡痠那裡疼的家庭主婦

X

焦慮、失眠、媽媽手、腕隧道症候群、內分泌失調，長年困擾一應紓解

對於新手媽媽來說，精神壓力及睡眠不足已是可怕的夢魘，要是經脈瘀堵造成媽媽手、荷爾蒙失調，就可能將自己逼到崩潰邊緣。

媽媽手，家庭主婦的健康大忌

家庭主婦的健康問題，首先可從「媽媽手」談起。對於新手媽媽來說，精神壓力及睡眠不足已是可怕的夢魘，平常還要做家事、照顧小孩，莫不感到暈頭轉向。

假使有些小孩習慣性地依賴媽媽，拉長抱小孩的時間，手部肌肉用力過度，造成「媽媽手」之類的症狀。

▼三焦經瘀堵，導致荷爾蒙失調

若從經絡來加以觀察，媽媽們擁抱小孩時，最常用到肱橈肌、前臂和上臂這部分，長期下來累積疲勞感，忙碌的媽媽們並沒有時間好好休息，只好略過適度的拉筋舒緩，導致肺經經絡，如前肩、手肘、大拇指、手腕關節處都產生瘀堵，開始感到手部痠疼。

有些媽媽的賀爾蒙失調問題，主要在於長期睡眠不足，半夜無法好好安眠，需要隨時起身照顧孩子，幫小孩蓋被子、餵奶、換尿布等，所以位於背部的三焦經（從上肩處與手肘、手臂後側連成一條）瘀堵嚴重。這些照三餐上演的大小煩事，可能就會將媽媽們逼到崩潰邊緣！

三焦經與內分泌、荷爾蒙息息相關，與肝經、膽經都是人體重要排毒經絡。少陽膽經和三焦經在肩頸的「肩井穴」交會，如果三焦經堵住了，又沒有得到適當的休息，氣血循環變差，自然打亂賀爾蒙的正常代謝。

此時，可以藉由拍打三焦經，排除毒痧、清除瘀積，提升排毒能力，就能改善媽媽們的健康大忌。

案例實證 11

30歲的新手媽媽

▼個案症狀——淺眠、內分泌失調、輕微五十肩

這是一位三十歲左右的新手媽媽，她有內分泌失調、睡不好的問題，肩膀也頻頻痠痛。

每每才剛閉上眼，想要好好休息，一聽到孩子的聲音，馬上就醒來，生活上也過得十分緊繃，彷彿壓力隨時破表。

▼對症經脈——三焦經

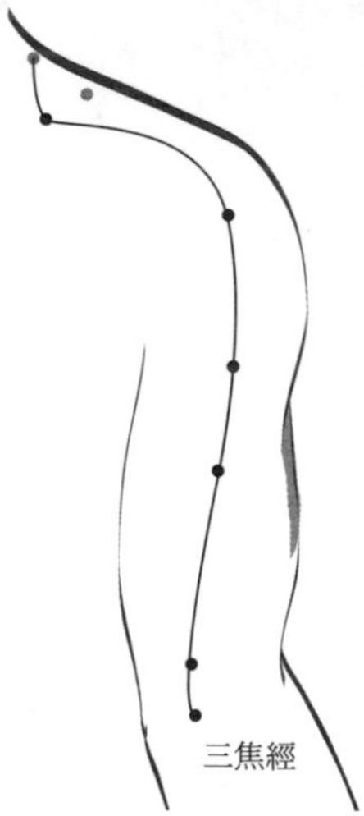

拍打肩背三焦經，一路至手臂位置，改善失眠和內分泌失調問題。

▼拍毒排瘀療程——一次

我幫她拍打三焦經，由於背部皮膚蠻薄的，只要背肌肉稍微繃住的話，就能快速地拍打毒痧，再一路往手臂的方向。

我建議她平時可以嘗試自體拍打，一方面促進氣血流動，一方面保持經脈暢通，防止毒痧再次沉積。

▼拍毒後的改善——

一旦三焦堵住以後，上半身就有如被緊箍咒框住一般，渾身感到不舒坦。

臨床上，假使拍打後，整片背部都是瘀痧的情況，通常都屬於較能忍耐型的人，就跟媽媽一樣，再苦都可以忍耐下來。

只是，這些人忍到後來，手部就慢慢會有類似五十肩的情況，所以，適度的放鬆，別把自己繃得太緊，才能讓身心靈充滿平衡和健康。

案例實證 12

40歲餐飲業女老闆

▼個案症狀——手腕疼痛、夜咳

其實，「媽媽手」非家庭主婦的專屬症狀，只要是過度使用手利的人，像是從事餐、服務員等，都有可能會有此類健康問題。

這位是名餐飲業女老闆，凡事親力親為，常常需要搬負重物、洗碗盤等，久而久之，手腕就感到不舒服。

醫生診斷後，竟對她說：「妳可能做家事做太多了，照顧小孩太疲勞！」事實是她還未婚，令她啼笑皆非。

▼對症經脈——肺經

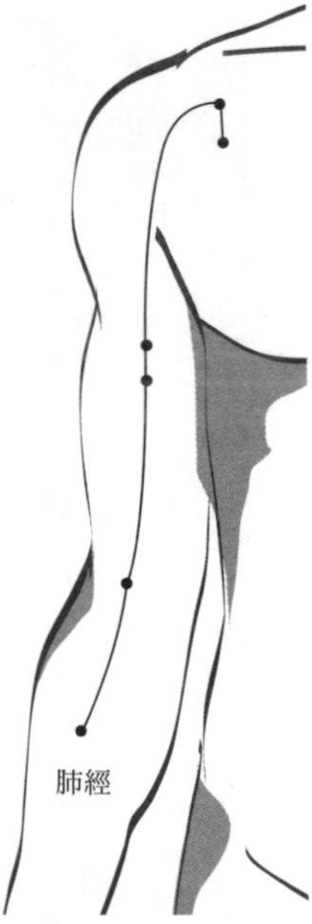

針對肺經循線拍打，有助氣血疏通。

▼拍毒排痧療程——三次六週

當我看到她的手腕症狀之後，就循著經絡找尋瘀結處，由於手腕剛好是肺經通過的部位，從手臂上比較粗的經絡，走到手腕這裡的細道，就容易產生瘀堵現象。針對上手臂和下手臂的肺經的拍打，前後三次，每次大約二十分鐘。只要找到相對應的經絡，進行拍瘀除痧後，接下來就是讓氣血重新流通，等待組織自癒再生。

▼拍毒後的改善——

當瘀痧從經絡的肌肉束內拍出來之後，手部問題馬上就可以得到舒緩。現在的她，雙手完全沒有任何不適症狀。

假使手部的肺經瘀堵的話，不只是媽媽手，連帶還會出現很多症狀，像是感冒、乾咳、夜咳、卡痰等問題，都會有所關聯。

養生小提點

飯後忌吃冰品，遠離寒濕體質！

「為什麼老是感到手腳冰涼？」小心！你可能有寒性體質！有些媽媽們在進入家庭，成為主婦之前，可能就喜歡喝冰飲、大吃冰淇淋，導致濕寒之氣在體內慢慢累積。

就西醫角度來說，身體能夠自動調節冰熱機制，因此吃下冰的或熱的食物，大致上不會有所影響；可是站在中醫的立場，頻繁地食用冰品，還是會讓身體過寒，阻卻消化、代謝能力。

人體進食後，內臟處於協同運作的活力狀態，當下胃部可能高達三十七、三十八度高溫，可是一旦飲下一杯冰水，彷彿在滾燙的鍛鐵上澆上冷水，瞬間把它冷卻了，身體對此做出及時反應，需要熱能補足原先的熱度，也會循著經絡衍生相應現象，一來一往間，導致血脈運行受損，慢慢累積之下，自然使身體產生寒症。

因此，平日養成飯中飯後不立即飲用冰茶、冰品，靜等身體消化完成，自能遠離濕寒體質。

案例實證13

49歲男工程師

▼個案症狀——乾咳、腕隧道關節炎

不當媽媽也有「媽媽手」的男生案例，身為工程師的他，由於工作長時間打電腦，導致後來只要手腕稍微轉動就感到疼痛，或是處於某些姿勢沒法施力。

由於他的瘀毒卡在手腕關節中，看過醫生之後，醫生安排他進行復健，並開立止痛藥，吃了止痛藥，令他舒緩一陣子，但是過了幾天後，又馬上復發，前前後後看了醫生三、四次，仍然不見起色，最後只好放棄了。

▼對症經脈——肺經

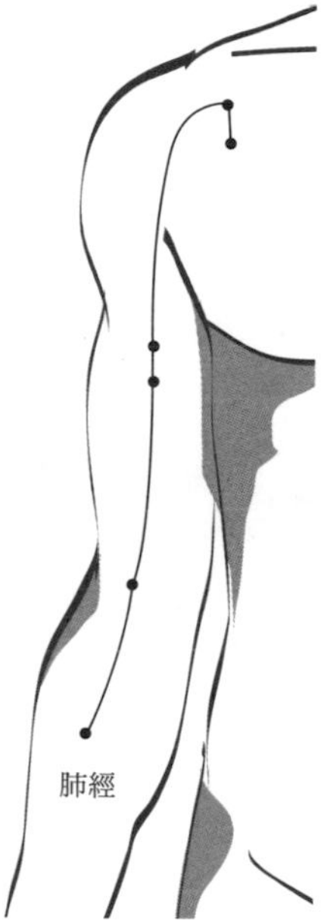

拍打除瘀，
改善手腕痠疼和乾咳問題。

▼拍毒排瘀療程——三次四週

很多人因長期打電腦，因而產生「媽媽手」，其實又稱為「腕隧道症候群」。這名案例本身還有乾咳症狀，後來透過循經拍打除瘀，由下臂到上臂，大概花了半個小時，療程共三次。

拍完之後，一定要讓身體排完毒痧，等到完全散去之後，才可以做第二次的拍打。因為他的代謝速度較慢，因此直到二個禮拜後，才又執行第二次拍打除瘀。

▼拍毒後的改善——

手臂肌肉的瘀痧累積，會直接影響到腕關節的活動能力，我幫他處理好之後，手腕和乾咳都獲得緩解，手腕好了，肺部功能也跟著變好了！

另外，還有一位打排球的朋友，前肩關節的肺經堵塞，同樣症狀也是乾咳，透過肺經拍毒，一併改善不適症狀。

04

專做苦力活的搬運工和運動員 X 蝴蝶袖、溢赤酸、腰背痠疼、膝蓋腫脹、髂脛束症候群，無憂無病一身輕

當肌肉長期處於緊繃的狀態下，負重過度，加上未能好好放鬆舒展，致使毒瘀累積成疾，因而造成腹脹、胃食道逆流等文明病。

體力活無礙，鬆筋通脈是關鍵

從事體力活的工作的人，容易產生肌肉拉傷、韌帶損傷、中暑、胃食道逆流、心肌梗塞等問題，特別是搬運工人、送貨員、運動員等，肌肉長期處於緊繃的狀態下，加上未能好好放鬆舒展，致使毒瘀累積成疾。

想要維持並訓練身體肌肉的彈性，可以練習瑜珈伸展達到鬆筋通脈的目的。

假使肌肉彈性不足的話，很容易在使力的時候，產生撕裂傷。假如肌肉拉傷，身體會再次修補增生，但完全斷裂的部份，就沒辦法再行生長復原，只能採用縫合接補的方式，進行後天重建手術。

因此，維持肌肉彈性和柔軟度就相當重要，不只是要軟而已，還必需維持一定的韌性和彈性。

（關於「日常瑜珈伸展法」，可參考附錄：拍打之外——瑜珈伸展：修練身心，強化精神能量。）

▼施力後，記得拉筋放鬆

為什麼運動員有著強韌肌肉？重點在於他們明白運動完之後，充足拉筋放鬆的重要性。

回頭來看搬運工人，很多工人通常是業務來了，就開始進行搬運物品，搬完之後就稍事休息，喝喝涼水、小歇片刻就再度上工。然而，他們卻忽略了出力的時候，肌肉內會累積大量乳酸（自由基），假使缺乏正常代謝機能的話，體內的毒瘀就會持續增生。

因此，建議從事粗重工作者，完成負重之後，一定要讓筋肉再次伸展、放鬆，將乳酸從肌肉束裡釋放出來，才不會傷害到肌肉組織。

有位從事搬家業務的朋友，背部經常扛著冰箱、電視爬上公寓大樓，長期下來，毒瘀沉澱堆積在背後的膀胱經，因而有腰部痠痛問題。

如果工作常以大腿股四頭肌出力，之後沒有妥善放鬆處理的話，位於大腿的胃經就會被瘀堵住，進而造成脹氣、胃食道逆流等問題。

另外，要是施力處在手部，就會導致肺經瘀塞，衍生呼吸道系統的毛病。特別是負重過後飲用涼水，容易導致支氣管強烈收縮、支氣管痙攣的情況，也就是俗稱的「蕯到」，影響到肺經循行，長期下來造成身體危害，不可不慎。

案例實證 14

60歲左右團膳工作人員

▼個案症狀——蝴蝶袖、心臟無力、內分泌失調

這位媽媽大約六十歲左右，因為從事團膳工作，經常需要大量的手部勞力，加上年輕的時候，協助家中搬家公司的搬運工作，使得她的手臂異常地粗大，是正常人的三倍粗壯，然而並不緊實，呈現鬆弛的狀態，上手臂處軟綿綿的地方，彷彿蝴蝶袖一般。

▼對症經脈——三焦、小腸、心經

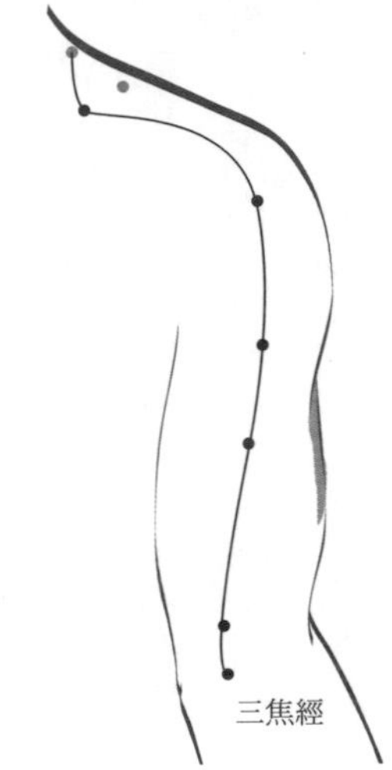

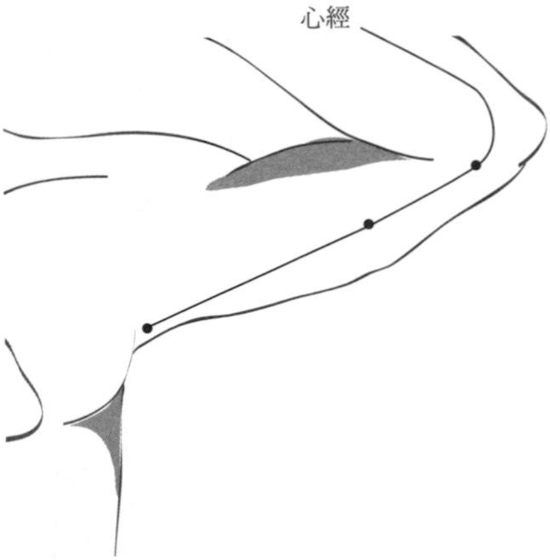

藉由拍打，
消除困擾媽媽姊姊們的蝴蝶袖。

▼拍毒排瘀療程——二十分鐘兩次

其實，腫脹的手臂正是毒瘀累積而成，很多媽媽的手臂上也可見這種陳年瘀血，所產生的「蝴蝶袖巨手」，同時伴有內分泌失調、心臟無力等問題。

我幫她拍打手臂後側，此部位有三焦、小腸、心經，一隻手大概花了十到二十分鐘，由於手臂肌肉層比較薄，只是稍微綳住肌肉束的話，可以很快完成療程。

▼拍毒後的改善——

蝴蝶袖的肌肉上有心經和小腸，藉由拍打能夠消除掉蝴蝶袖。

蝴蝶袖的生成原因，大致有二種：一是肥胖，因而在手臂表皮組織裡堆積了一些脂肪；二是瘀結堆積在肌肉裡，造成肌肉增生，而越變越大、越粗。

可是這樣的手臂肌肉，看起來力大無比，實際上卻沒有什麼力量。

我幫她拍打完之後，經過了一個月經絡自行代謝與調整，她的手臂足足小了五公分以上，第二次拍打時，毒痧就越來越少了。

案例實證 15

65歲男搬家男工人

▼個案症狀——腰酸背痛

昔日經營搬家公司，現在是送貨員的他，由於必須長期搬負重物，導致長期的背部痠痛，求助醫師後，醫師檢驗後，只是要他進行復健治療，一直沒有改善。

▼對症經脈——膀胱經（委陽穴、委中穴）

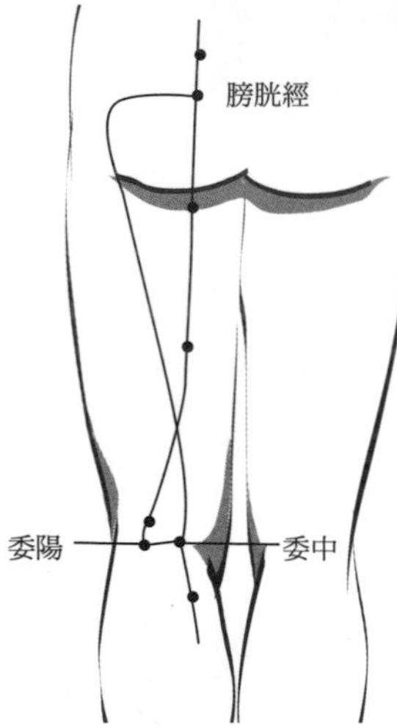

一路拍打屁股、大腿、小腿的膀胱經，改善腰部痠痛等毛病。

▼拍毒排瘀療程——兩次兩週（每次一小時）

過去，他的太太和女兒曾由我拍打排瘀，改善了腰部痠痛等毛病，於是他才願意嘗試看看。於是，我一路拍打他的屁股、大腿、小腿，大約半小時療程，因為大腿肌肉束較粗且長，二條腿總計花了一個小時。

由於體內瘀毒長期累積之下，局部性呈現出黑色瘀痧，特別是在大腿部位，膝蓋後方「膝窩」的委陽穴和委中穴，也因而隆起。

▼拍毒後的改善——

很多人的膝蓋不好，在於膝蓋背後的膀胱經堵住，外觀也會有隆起的狀況。經過拍打之後，他的腰痠有了明顯的改善。

一般西醫或復健科針對腰痛痠疼，會建議可以穿塑腰帶，減少患部移動，限制你動作，屬於一種抑制方式。然而問題根源在於肌肉束裡的瘀結，沒有真正解決瘀毒，就無法真正獲得改善，重拾健康。

案例實證16

65歲家庭主婦

▼個案症狀——腰痠、臀部腫脹、橘皮組織、靜脈曲張

有些老媽媽們的腰痛症狀，可以說和搬運工人一模一樣。這位媽媽六十五歲，經常腰痠背疼，而且臀部特別腫大，這種情形正式膀胱經瘀堵住了，因為經絡瘀堵之後，造成臀部氣血無法流通，而持續增生，才使臀部有不正常的腫大現象，而且有越來越胖的趨勢。

除此之外，代謝失調，可以發現她的大腿有很明顯的橘皮組織，一路到小腿後側也有靜脈曲張。

▼對症經脈——膀胱經、腎經

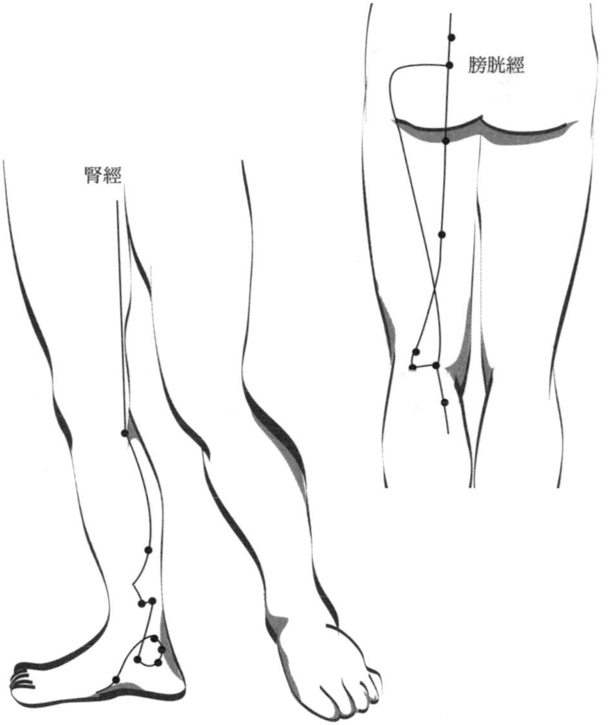

拍打大腿及小腿的膀胱經、腎經，
清除經絡上的瘀毒和溼濁之氣，
改善惱人的腰背疼痛和足底筋膜炎。

▼拍毒排瘀療程——一次半小時

由於瘀毒堆積在膀胱經，造成肌肉粗大，也因為瘀血被包在肌肉束內，所以就算是運動，也並無法有效地去除贅肉，只會讓原本增生的肌肉變得紮實，但是一壓還是會感到疼痛。

所以，我幫她拍打大腿及小腿的膀胱經，清除經絡上的瘀毒和溼濁之氣。因為大腿的真皮層和肌肉比較粗，所以拍打一條腿的時間，我一次大概捉半小時左右。

拍打力道依據每個人可忍受的程度，但是力道比較輕的時候，就需要花費更長的時間，加上表皮吸收了力道，使力度無法往下傳達到肌肉層，會讓排瘀效果大打折扣。

▼拍毒後的改善——

膀胱經和腎經剛好分別是「表」和「裡」，腎經從腳底的湧泉穴，沿著腳內側往上走，一路到鼠蹊部竄到腰椎骨的最下側，再從腰椎骨往上走，那幾節剛好也是腎部走過去的一條經絡。假如身上的膀胱經和腎經堵住的話，就有明顯得腰痠症狀，更嚴重還會造成足底筋膜炎。

膀胱經，位於屁股、大腿、小腿，所以沿著這條經絡拍除瘀毒之後，氣血得以恢復，痠痛自然地消失。

案例實證17

我的腿傷舊疾

▼個案症狀——腰傷

舉我自身的例子，大約三十幾歲的時候，我愛上了溯溪，溯溪時遇到深潭，就興起高台跳水，然而以頭入水，穿著救生衣的浮力卻將我的身體往上抬，導致身體變成一個U字型，因而聽到一聲清脆的「喀」，果然半折腰，挫傷影響一輩子。那一次跳水之後，腰部就會不定時地痠痛。

▼對症經脈——膀胱經

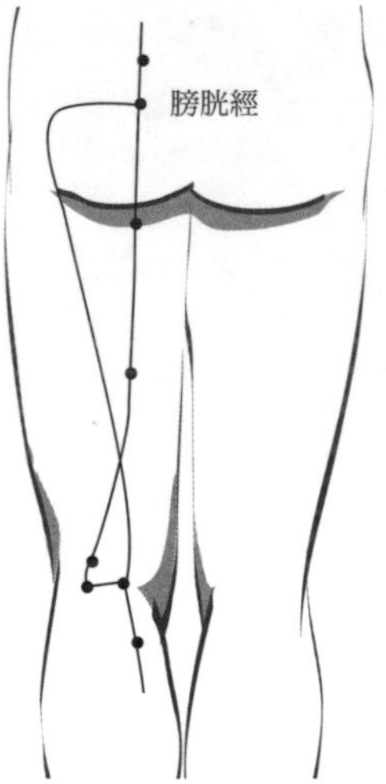

循著痛點，一路經大腿、膝窩，
做整路的經絡拍毒，身體修護自癒了，
腰傷也自然好轉。

▼拍毒排瘀療程——長期持續拍打，每次十到三十分鐘

後來，我開始嘗試自體拍毒，腰傷整復也就成了自癒的重點。

每次藉由十幾分鐘的拍打排瘀，慢慢上手之後，加強力道和循著痛點找瘀，拍出毒素之後，果然就緩解了長期以來的不適症狀。

▼拍毒後的改善——

因為我的患部在腰際，又是脊椎的部位，不建議讀者一開始就往自己的脊椎部位拍打。一般拍打部分，還是集中在脊椎兩旁膀胱經上的肌肉束。並循著痛點，一路往下經過大腿、膝窩，做整路經絡的拍毒，同時發現，排瘀保健也意外的修整了腿部的線條，維持肌肉柔軟的狀態。

拍打膀胱經時，建議採以站姿方式、穿著褲子進行拍打，隔著一層布來進行療程，可以避免微血管破裂的問題。

由於長期自己嘗試拍毒療法，現在的我比起三十歲的體能還要好，以前跑不了五公里以上的長距離，如今十公里都可以輕鬆達陣，顯見拍打的成效。

案例實證 18

40歲左右男性跑步員

▼個案症狀——小腿腫大、鐵腿、膝蓋疼痛、髂脛束症候群

這位運動員朋友，後腳跟已經影響到跑步的成績，特別是大腿、小腿肌肉繃緊，且有腫大現象，時常感到疼痛難耐。

▼對症經脈——膀胱經

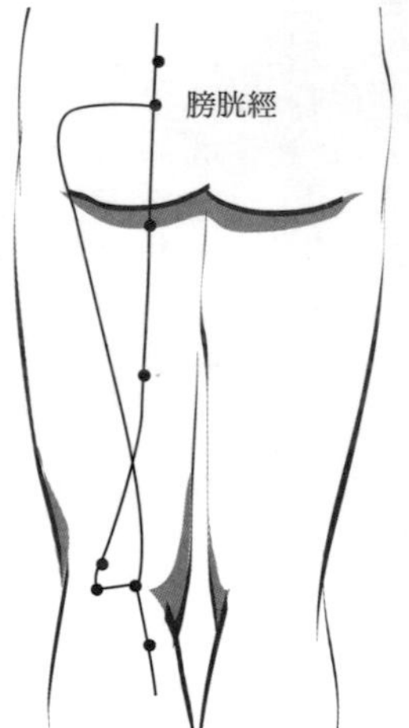

沿線拍打膀胱經路徑，
拍除因乳酸造成的毒痧堆積。

▼拍毒排瘀療程——

我檢查後，發現他的腳踝、後腳跟之處，因長期練習累積下來的乳酸，造成毒痧堆積，膝蓋兩側也有隱隱不適，因此只要一拉扯到肌肉束，就會異常疼痛，甚至無法跑步。

▼拍毒後的改善——

對於這種運動傷害，花個半小時將瘀清除之後，後腳跟的疼痛立馬舒緩了一大半，藉由膽經排毒，困擾已久的髂脛束症候群（IT Band syndrome）也獲得改善。

案例實證19

45歲女性跑馬好手

▼個案症狀——髂脛束症候群

這位馬拉松長跑好手，完成全馬是她今年的運動目標。剛加入跑步團時，身材瘦瘦的她，大腿腹部外側卻凸出了一大塊脂肪層，異常明顯。

一開始沒有造成她的困擾，慢慢地在跑步時感到膝蓋內外側疼痛，發現正是所謂的髂脛束症候群，對應於中醫就是膽經堵塞瘀積。

▼對症經脈——膽經

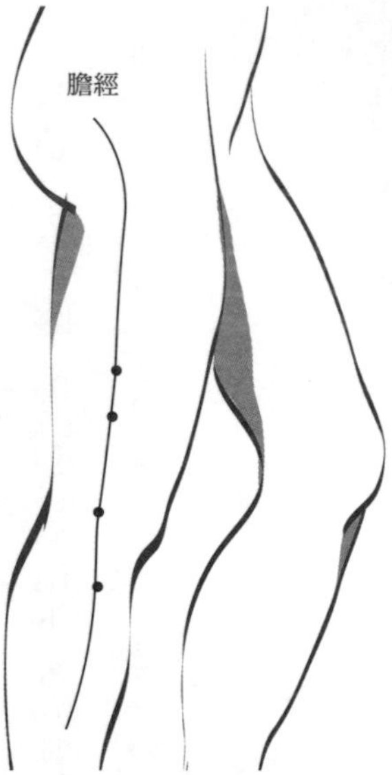

自膝蓋和大腿拍出瘀毒，改善髂脛束症候群。

▼拍毒排瘀療程——一次三分鐘

因為她的膽經堵住，加上跑步累積瘀毒，沿著經絡一直往下沉積，進而堵在膝蓋尾端的肌肉束上，一動就會痛。

我幫她進行拍打排瘀，自膝蓋和大腿拍出一大坨瘀毒，由於膝蓋真皮層較薄，掌握力道下，只分別花了大概兩三分鐘，很快地就拍出來了。

▼拍毒後的改善——

拍出毒瘀之後，不適的痠痛感也慢慢消失，隔天的跑步活動也能順利參加。如今，我幾乎成了跑團裡面的「拍毒手」，專門幫忙夥伴們進行健康義拍，後來因為瘋狂練跑，造成她同樣部位再度發作，我用同樣手法就處理掉她的困擾，重點是沒有任何副作用。

值得一提的是，原本在她臂部外側的二坨脂肪，也慢慢消除了，體態更加健康。

05

退化症進逼的年長高齡族群

X
失智、骨刺、痛風、五十肩、骨質疏鬆、膝關節退化，對症養生健康逆轉勝

膝蓋的四周都是經絡，藉由自體拍打排瘀，舒緩老人家關節疼痛及不適症狀，重拾腳骨活力，恢復年輕時的健康與神采。

瘀毒一堵，可謂牽動全身

膝蓋四周都是經絡，外側是膽經，內側是肝經，後面有膀胱經、腎經及脾胃，所以，當毒素開始在膝關節累積後，就會跟著影響其他循經的器官。

藉由自體拍打排瘀，可以舒緩老人家關節疼痛及不適症狀，重拾腳骨活力，恢復年輕時的健康與神采。

拍打並不是把水腫代謝掉，而是我們藉由拍除經絡上的瘀結，加速你身體排水功能，達成自體修護的改善作用。

現代人的主要問題，出在肝功能的退化，工作壓力大、作息不正常、晚睡熬夜，導致肝膽長期得不到適當的休息復原，加上飲食中有過多化學及環境毒素，在在加重肝膽負荷。

這些無法由身體排除的毒素，最後就以堆積的形式，瘀存於身體之中。這些瘀毒進而慢慢擴展到其他循行經絡，連帶影響其他臟器，例如肝功能不好，消化也容易出問題，可謂環環相扣，互為牽連。

當我們年輕的時候，關節上稍微堵住一點點，還可以自由活動無礙，可是等到慢慢年長，經年累月之下，膝蓋毒瘀越來越多，自然就會越來越肥大，最後可以看到很多老人家是沒辦法走路的！

因此，瘀毒一堵塞，若是持續放任不理，可是會牽動全身。

▼瘀如石頭，唯有拍打能消散

很多老人家透過拍打之後，其實可以馬上緩解症狀，因為拍打使卡在縫裡面的「石頭」移位了，當你把瘀毒拍到表皮之後，就會驚覺：「咦，不會痛了！」瘀毒就如同卡在關節上的石頭，唯有透過拍打，帶動它到表皮才能被代謝和得以消散，而後氣血得以正常循環，症狀自然能緩解。

原本在膝蓋裡面磨耗掉的軟骨，也會開始再次生長出新的軟骨了，也因此讓他可以開始正常走路，也可以順利爬樓梯了，讓原本像要了性命一樣的「望梯興嘆」，變得如此輕鬆，而且這些都是親朋好友的真實案例。

「通則不痛，痛則不通。」基本上，腳部毒素累積太多的話，連腳踝附近也會痛，如果拍打時不痛的話，代表經脈通暢，機能正常。

▼遠離骨質疏鬆，從日常運動做起

為何老人家容易出現骨質疏鬆、膝關節退化，甚至失智、糖尿病、骨刺、五十肩、高血壓等老年病？

究其主因，都是大量自由基瘀毒作祟，特別是工業化進展下的生活空間，吃的（如添加濟、味精），用的（塑膠製品，清潔劑）、穿的（化纖衣物），甚至連行走呼吸都充斥著 PM2.5 毒素，長久累積的毒素，造成身上的經脈受堵、毒瘀累積，在缺少排毒機制的情況下，當經過了幾十年，身上自然出現大大小小的疼痛和各式病症了！

骨質疏鬆，其實和年紀沒有多大的相關，倒是和有沒有運動習慣，有著極為強烈的關聯。正如「老」和「病痛」並不一定畫上等號！老、年齡增加和你身體的退化，根本是兩回事。因此，可以看到有些四十幾歲的人，已經有退化性關節炎、骨鬆、老花等問題了。

假使具有運動習慣的人，骨骼自然需求強力的支撐，所以吃進肚子裡的食物，就會一直補充至體內的骨質密度上，因此，運動者的骨質密度都頗高，而且骨質密度提高也能提高身體造血功能，加強新陳代謝的能力。

對於老人家來說，一定要維持運動習慣，可以將骨質密度當作自身運動成效的指標。

曾經看過日本節目報導一位八十幾歲老婆婆，由於兒子練舉重，所以也跟著練習，個子小小的她，有著極高的骨質密度，正因練習負重，維持每天挑水澆菜園曬太陽，從食物攝取到的營養素鈣質，會自然地補充她體內的骨質，造成她強健的體魄和扎實的力氣。

這當然不只會發生在老婆婆身上，對於每個人都適用。所以，運動跟骨質疏鬆之間有著緊密的關聯，不見得歲數老了，就一定會發生骨質疏鬆的症狀，是因為「不動」，才讓骨質疏鬆找上身！

膝關節匯集了——肝經、膽經、膀胱經、胃經、脾經、腎經等六條經絡，經這些經絡也都通過膝蓋，影響著排毒能力、代謝能力、消化能力等。

假如你平常都習慣晚睡，加上長期維持生活和工作負荷，等到上了年紀，肝膽自然會有不好的外顯症狀，毒素形成大量的瘀結，在肝經和膽經上堆積，久了就會造成膝關節附近的肥大肌肉束，產生一副肥大的膝關節，大到連膝蓋骨都看不見了。

所以，很多老人家的膝關節退化後，他的膝關節會變得有點肥胖，看不見膝蓋骨。如果瘀堵在背後的膀胱經和內側腎經時，也會造成膝關節內側凸出，形成足筋膜炎等症候。

以上幾個症狀，都可藉由循經拍打，慢慢將毒瘀排出，達到緩解症狀的需求。

▼脊椎側彎、骨刺，導因姿勢不良

脊椎側彎和骨刺也是因為姿勢不良或運動傷害而引起，現代人手一機，樂當「低頭族」，不知不覺就把骨刺帶上身！

骨刺也就是軟骨增生，長期坐姿不正，導致腰部產生瘀痧，有些肌肉會慢慢鬆弛，某部位施力感到疼痛，而使用其中一側的結果，就會造成肌肉發展不均，肌肉長期的不平衡，骨骼受力不均，加上瘀結堵塞，進而導致脊椎側彎和軟骨增生。受力面的軟骨一旦增生，會因為壓扁突出而刺激到神經，造成更大的巨痛。

然而，這些問題都是長期導致的結果，因為肌肉已經長得不平衡，骨頭長歪了，想要再把它導正回來，需要較長的時間。有些人會採用手術切除，然而開刀有一定風險，有些人則選擇整脊的方式來調整，效果有用卻有限，因為根源處於肌肉束內的瘀，也就是經絡內的毒瘀未清，才衍伸這一連串的疾病問題。

假使身體中的瘀毒沒有排除的話，同樣不正常的肌肉分佈，仍會再次造成軟骨的增生。因此，可以看到很多人的骨刺總是一而再、再而三地復發。

基本上，自體拍毒所能做的調整方式，就是去除經絡中的瘀結，拿掉肌肉群裡造成疼痛的關鍵，讓人在活動的時候，不再引發那些痠痛問題，動作自然可以達到平衡，恢復正確的姿勢，就能夠慢慢導正肌肉群，避免骨頭再次壓迫到神經，拍打之外，平常可以嘗試瑜珈拉筋舒緩，或是平衡運動，讓身體可以再次平衡地發展起來，當身體的組織自癒再生，就能夠恢復健康的脊椎。

有些媽媽的賀爾蒙失調問題，主要在於長期睡眠不足，半夜無法好好安眠，需要隨時起身照顧孩子，亂賀爾蒙的正常代謝。

此時，可以藉由拍打三焦經，排除毒痧、清除瘀積，提升排毒能力，就能改善媽媽們的健康大忌。

案例實證 20

65歲左右的女性老年人

▼個案症狀——膝蓋沒力、膝關節痠疼

這位老婦人的腳部沒力，每當看到樓梯，心就涼了一半。

我將她的褲管拉高觀察，可以看到膝蓋已經異常的腫大，正因瘀毒積累，假使一個人的膝蓋開始變得很圓滑，慢慢地看不到骨頭了，就要有所警覺。

▼對症經脈——膽經

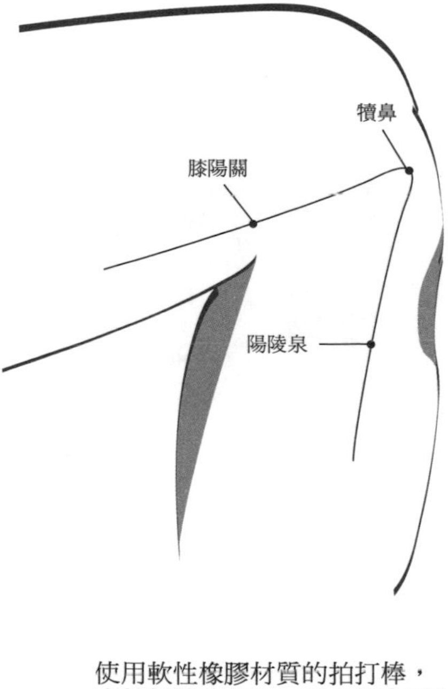

使用軟性橡膠材質的拍打棒，
來拍打膝蓋部位，避免施力過猛，
減少因拍打時微血管破裂。

▼拍毒排瘀療程——兩次，每次半小時

由於膝蓋部位有骨頭，所以我使用軟性橡膠材質的拍打棒，避免拍打時微血管破裂的瘀血。我請她坐著，雙腳膝蓋外側大概分別花了二十分鐘，加上膝蓋周圍約十分鐘，拍完之後，膝蓋一整圈都呈現黑色。

專業的拍打老師，會以手勢避開與骨頭的直接接觸，力道的拿捏是重點，但是也不能過輕，因為膝蓋部位要「軟中帶勁」，才能比較快地拍出毒痧。

▼拍毒後的改善——

第一次療程結束後，雖然還不到健步如飛，但已經能順利行走，而不感到疼痛，後來慢慢地就能夠爬樓梯，也不再感到畏懼。

一般來說，拍打膝蓋時，不會只執著於某一個部位，因為膝蓋只是其中一個症狀，除了處理老人家的膝蓋問題之外，膀胱經堵住也是常見的關鍵之一，藉由拍打膀胱經，能夠改善腰痠和頻尿等症狀。

案例實證 21
70歲的老婦人

▼個案症狀——膝關節退化

朋友媽媽大約七十歲，已經不太能走路了，外出幾乎都拄著拐杖。她希望有機會還是能夠自由行動，提高生活品質，因此找我幫她進行拍毒。

▼拍毒排瘀療程——兩次

我幫她處理膝蓋上的瘀結，再以拍打疏通膝蓋周圍經絡，由於膝關節經絡常有交疊情形，所以相鄰經絡彼此會受到牽連。

這位老媽媽常有胃脹、消化不良問題，所以連同膽經、肝經，還有後面的膀胱經、胃經，至整個大腿處，都進行拍打療程。

▼對症經脈——膽經、肝經、膀胱經、胃經

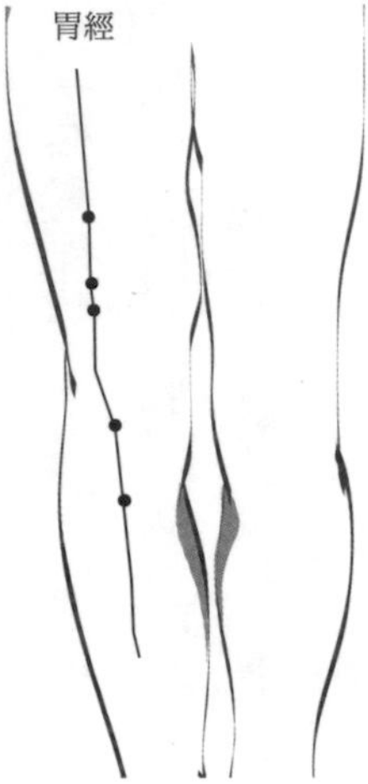

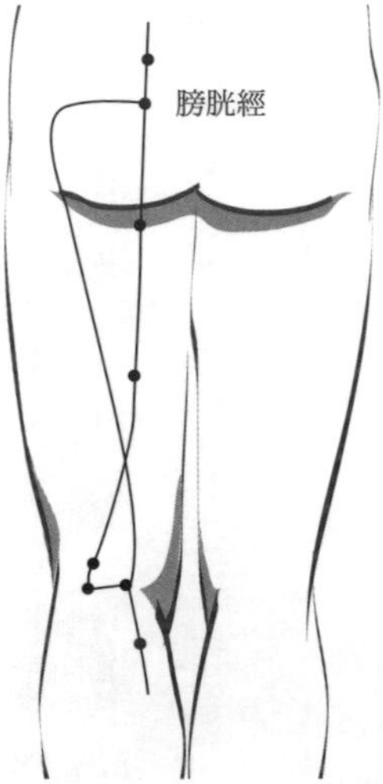

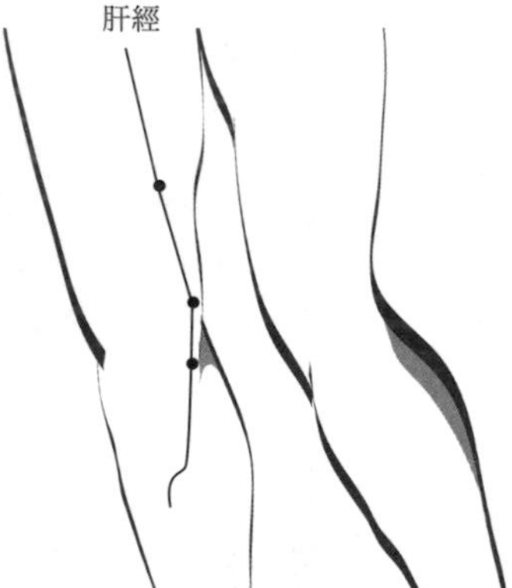

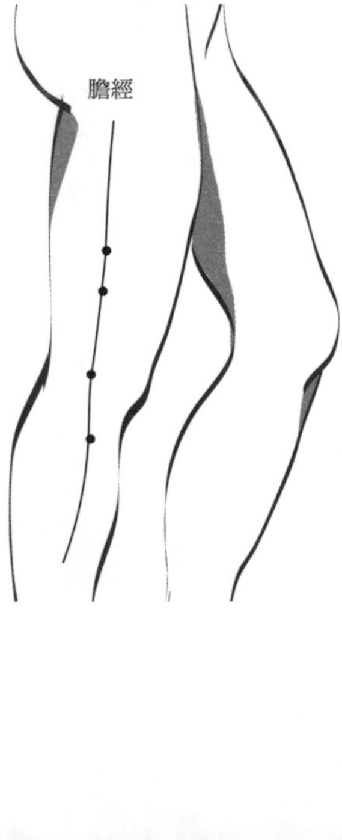

進行整體拍打膽經、肝經、膀胱經、胃經等循經部位，回轉老化症狀。

▼拍毒後的改善——

拍打完後，差不多經過了一個月，當我第二次再看到這位媽媽的時候，她已經自行在外面散步，而且手裡不再拿著拐杖了，可以幫助別人找回健康和自信，令我相當開心。

經脈疏通後，氣血正常運行，細胞能夠得到該有的營養，自然能夠幫助機能恢復與自癒。

案例實證22
60歲女性

▼個案症狀——五十肩

一位剛滿六十歲婦人，手部已經開始有些舉不起來，呈現五十肩症狀。基本上，五十肩和三焦經、膽經的堵塞有關，觀察手臂肌肉，應證了瘀血積毒的壓迫，因而產生劇烈疼痛。

▼拍毒排瘀療程——兩次半小時

由於她主要瘀塞在後背和肩膀外側肌肉，這幾處正好是三焦及膽經的循經路線。因為肌肉受到瘀血積毒的壓迫，產生疼痛感，肌肉自然無法使力，長期不用肌肉群造成痿縮，以後更加抬不上手了。

我幫她拍打腋下膽經，以及三焦經和膽經交會的手、肩背部，因為膽經堵塞後，也影響到三焦經的運行，療程約半個小時左右，前後分次拍了二次，就改善她的症狀了。

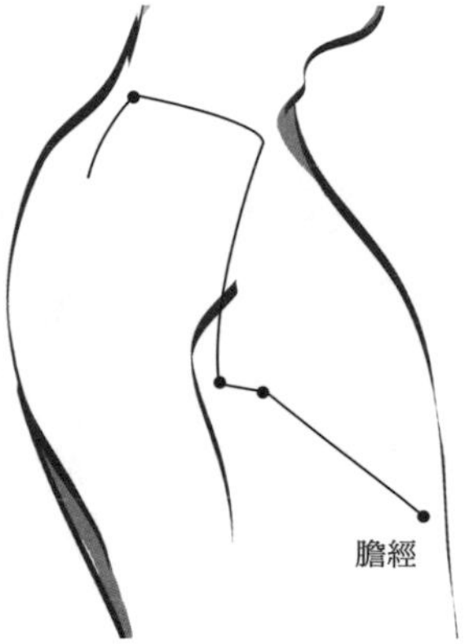

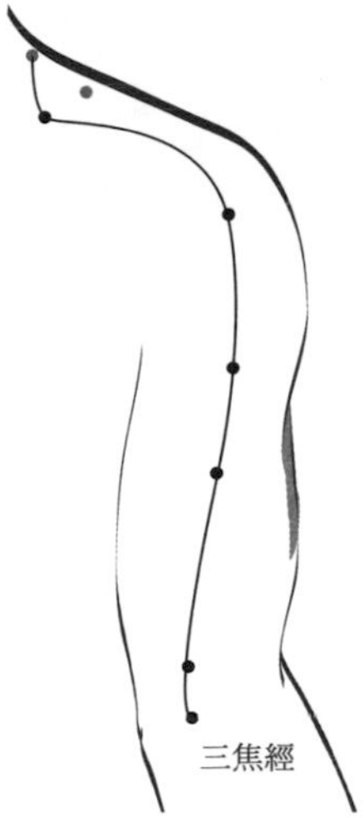

拍打後背和肩膀外側肌肉，
疏通三焦及膽經的瘀堵，
改善五十肩。

▼拍毒後的改善——

基本上，五十肩和膝蓋的瘀結是相同的道理，排出長年累積的瘀毒之後，身體的功能大都可以自行恢復，所以並不用太過擔心。

老人家很喜歡煩惱，可是「煩惱」就是一種情緒性的自由基，因此維持好心情，也成了晚年生活一個相當重要的課題。平日可以廣交朋友，培養興趣，參與活動聚會，就算老了老齡，照樣可以活得開心又自在！

案例實證23

40歲左右的中年男性

▼個案症狀——尿酸過高、尿毒、痛風

這位四十歲左右的中年同事，身材微胖，已經有了痛風毛病。痛風和肥胖脫不了關係，假使身體代謝系統失調，加上毒瘀沉積在關節中，就會影響到腎經和膀胱經，無法順利排毒，導致關節腫脹、疼痛。

▼對症經脈——腎經

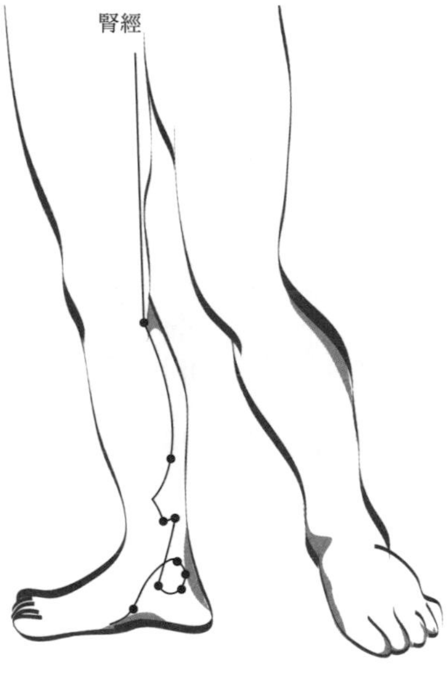

拍除瘀堵，
有效改善因排毒代謝失靈造成的尿酸、痛風、結石問題。

▼拍毒排瘀療程——一次

痛風正是身體的排毒代謝失靈，因此一旦攝取過多的蛋白質或豆類食物，造成尿酸濃度過高，因而凝結在關節裡，造成腳踝內側的疼痛問題。

腳踝內側位於腎經循行的路線，此外發現他的膝關節有不明隆起，膀胱經也有瘀堵。

於是，我藉由拍打腎經的整條經絡——腳踝、小腿、大腿等處，提昇腎臟的代謝能力，同時清除膀胱經的瘀毒，有助尿酸排出。一條腿約半小時，兩條腿拍打下來，療程約一小時。

▼拍毒後的改善——

當我們提升腎臟代謝能力之後，就可以降低血液中的尿酸值，不易產生結晶，自然不會有痛風症狀。

因此，提升代謝能力，正是身體自癒力的一種展現方式。之後好像再沒聽到他喊痛或不良於行的事了！

04 Part

拍不投機——
如何拍、怎麼打，
教你正確關鍵的自體拍毒

拍打其實沒有什麼訣竅，但絕不能投機，需要掌握前中後三大關鍵重點。

拍打前，要記憶平日的「痛處」，留意時間點，即可進入療程；拍打期間，請務必專心致志，由「痛點」入手，同時掌握姿勢，拿捏力道；拍打後，喝杯溫開水，進行自我健康評估，等待身體恢復自癒力。

01

「拍毒」應該知道的事

身體感到痛的地方，就是毒痧瘀積的所在，從此入手，循經脈而行，找出「痛點」，就能夠順利清毒瘀、排痧積，找回不吃藥的生活。

拍打前中後的注意事項

拍打其實沒有什麼訣竅，但絕不能投機，需要掌握前中後三大關鍵重點。拍打前，要記憶平日的「痛處」，留意時間點，即可進入療程；拍打期間，請務必專心致志，由「痛點」入手，同時掌握姿勢，拿捏力道；拍打後，喝杯溫開水，進行自我健康評估，等待身體恢復自癒力。

現在，就開始隨時隨地，有痛排毒拍瘀，無痛活筋養生，展開身體力行的拍打療程，順利清毒瘀、排痧積，找回不吃藥的生活。

▼拍打前：記憶痛處，留意時間點

拍打之前，依循經絡，慢慢地找出「痛點」，感到痛的地方，就是毒痧瘀積的所在。

平日，可以利用洗澡時間，塗抹完肥皂之後，按一按循經的經絡路線，找出困結身體的痛點，按到會痛的地方，就趕快記下來，之後就可一併進行拍毒自癒，如果怎麼按，都不會感到痛的狀況下，代表你的經絡通順無阻，氣色和精神自然佳。

假設今天預備拍打膽經，就找一下膽經的經脈路線，從頭開始按下來，頸部、肩膀、腋下、大腿，順著肌肉滑過去，如果發現滑到某個地方特別痛，但是其他地方滑過去就不會痛，代表就是那一點有問題，然後檢查那裡有沒有特別突起的氣結，這就是該拍打的部位。

依子午流注的經脈循行路線，午時十一點至一點走「心經」，建議避開中午，也不宜在飯後一小時內進行拍打，影響身體的消化功能。晚上超過十一點也不要進行拍打，干擾體內修復時間。除此之外，都是可以施行拍打的時機點。

假如本身有運動習慣，建議在運動完之後，再來進行拍打，剛好爲排毒程序進行「預熱暖身」，更能提高拍毒效率，省時不費力，同時除去代謝出的乳酸。

針對身體各部位拍打所需時間（以能感受到痛的力道進行）：

• 手部：大約五至十分鐘即可。

• 肩部：大約十至十五分鐘即可。

• 腿部：大約二十分鐘。因為腿部範圍較廣，具有一定厚度，施行完整的拍毒程序，自然會比較久一些。

▼拍打中：專注過程，掌握姿勢力道

拍打期間，最好專心致志地執行，同時觀察身體患部隨時間產生的變化，千萬不要才拍了幾下，想到什麼就停下來，轉而做別的事情，做完之後再回來拍，如此反而拖長拍打程序，效果也會比較不好。

針對一個經絡患部，整體時間掌握在三十分鐘至一個小時之內，在這個期間裡面，就好好做完整個療程。

• 拍打的姿勢——拉開表皮肌肉

拍打的姿勢，有時候要依據部位來進行調整，頭頸部不建議拍打，宜採按摩方式進行舒緩，從肩膀以下則可進行拍打。

假使某些角度或部位，無法自行拍打到的話，可以請親朋好友代勞，或是使用拍打工具。

拍打時，盡量做一些伸展運動，不管是站姿或坐姿，盡量讓拍打部位的表皮肌肉呈現拉開狀態，拉開肌肉之後，除了不會吸收掉拍打力度，也能讓毒瘀更容易地跑出來。

此外，依據拍打部位評估坐姿或站姿，舉例來說，肩膀可以坐著拍打，若是拍打後肩的話，角度可以稍微往前傾，自然地就能產生拉伸動作。若是拍打腋下的話，可以把手抬起來，腋下就會形成拉伸動作。假如拍打膝蓋的話，就採屈膝的方式，把腳跨在高一點的凳子上。如果是拍打後腳和大腿，則採取站姿反身的方式。拍打單邊臀部，就將拍打那一邊臀部往外推，使其緊繃，把肌肉拉伸開來。假如是手臂的話，就把手臂外側稍微彎一下，撐開肌肉即可。

- 拍打的力道——感到痛感才有效

拍打用的是「勁」，一種可以透過表皮到達內部的勁道，可以在持續拍打的過程中，慢慢體會出來。

相對於手部，腿部則需要更大的力道，因為腿部肌肉、真皮層比較粗厚，因此膀胱經也會很厚，所需的拍打時間會比較長一些。假使力度大一些的話，就能夠縮短拍打的時間。

不過，由於每個人對痛的感受不太相同，因人而異，但是力道至少要能感覺到「痛」，才算真的具有療效。假如拍打下去，都沒有痛感的話，可能是兩種狀況：第一，這個部位完全沒有瘀痧堆積，那麼就可以不用拍。第二，則是真的拍得太小力了，就像按摩的力道，拍不到「痛點」，基本上無法達到效用。

唯有拍到痛點，才有辦法達到排毒效果，而且力度比較小的話，療程時間也會拉得比較長。

因此，拍打時仍需維持一定勁道，最好還能讓自己感覺到有一點痛，假如可以忍受痛感的話，就多施加一點力度。

除此之外，一條經脈上的瘀結可能會產生好幾處痛點，所以必須一一找出痛點，然後把瘀慢慢拍出來，確保整條經脈都是通暢，假如只拍除了一個A點，可是後面還有B、C、D等，依然處於未通的狀態，還是無法加速整條經脈的新陳代謝，疏通解瘀。

因而，建議拍打的方向，依循一整條經絡進行拍打，才是更佳的方式。

▼拍打後：喝杯溫水，自我健康評估

拍打完之後，體內的經脈和氣血運作處於旺盛階段，此時建議多喝一些溫開水，大約三百到五百毫升以上，身體有足夠的水分運行，可以加速排出毒素。

除了喝溫水之外，還可以泡一些薑茶，讓身體持續發熱，因為薑本身也能夠代謝體內的自由基，加速排毒循環。

• 每次自我健康評估

每一次拍打療程結束後，可以觀察一下身體上的瘀，是否都跑出來了？到底有多少？此時需要讓身體代謝掉深層的毒素，因此評估下一次的拍打時間，建議依照每個人的代謝速度來作調整，代謝速度比較好的人，或許三天至一週即可再次進行拍打；如果代謝較差的人，可能需要二週的休息時間。

瘀越多，則越痛，反之，瘀少了，就不感到痛。

假如有持續性拍打的話，可以感受到一、兩次之後，到了第三次的疼痛感就會逐漸減輕，代表淤已經除掉了，原本鬱積的經絡已經暢通，往後只需維持類似按摩的方式，拍一拍、按一按，當成平時的養生習慣。

而且，就臨床經驗而言，拍出瘀痧的當下，很多時候馬上就不會再痛了！正是因為毒瘀已經拍出肌肉束，浮在表皮上，不會再和肌肉有壓迫接觸。

此外，應透過每日的洗澡檢視身上的各部位，遇到痛點，就執行自體拍毒功法，達到預防為先的「預防醫學」概念，不需等到生病時，才來慌忙處理，最好的方式正是在經脈淤塞之際，就趕緊及時幫助化通經脈，使身體維持良好的免疫力和自癒力。

▼到底要拍多久？以及何時該停止呢？

很多人可能還是會有疑惑，拍打過程中，要如何清楚評估該部位要拍多久？要拍到什麼程度才算排出毒瘀？以及何時該停止收手呢？

其實，拍打時間的長短，完全視「瘀痧」出來的數量。

假如身體中的「瘀痧」很嚴重的話，也許拍個五分鐘，我就會停手，因為太多毒瘀跑出來，患者會覺得很痛苦，此時就應該停手。

正常情況下，當毒素拍至表皮後，需要經過時間的代謝，才算完成排毒程序，只是毒瘀過度集中在表皮組織，有時候會引起局部性的搔癢，或是隆起巨大腫塊，造成疼痛不堪的感受。

因此不建議一次排出太多瘀痧，先保留一部分在裡面，採和緩的方式，再慢慢分次地把毒給拍出來，對身體而言，也比較不那麼劇烈。

拍打時，要依照自己的堵塞狀況來決定，不要硬拍或是拍太久，避免發生微血管破裂，出現片狀鮮紅色。真正的瘀毒是呈現暗紅色，甚至是墨綠色質，建議邊拍邊檢視身體的狀況，一開始最好有專業的老師進行指導施力和評估停損點，避免過度或過猛，使自己不堪負荷。

一般而言，瘀血大概隔天就會散開，由原先的一顆散成一片，變成瘀青的形式。假如代謝比較差的人，會需要大約兩週的時間代謝瘀青，有些人更差則需到三週才完全不見。我會建議等到瘀血代謝完畢，再開始繼續拍毒療程。

此外，每個人對於疼痛的耐受能力不同，為控制瘀的數量，不要一次出來太多，拍的過程中應該經常翻開墊布或衣服，檢查出瘀程度，以免過頭。

但是，假如只出來一點點，就馬上停下也不對，如此只會讓瘀毒仍侷限在肌肉束，只是被小小移位，尚無法移動至表面，進入代謝排毒的程序。

• 拍打一定會疼痛，不痛自然不用拍

拍打的時候，一定會感到疼痛，不會痛的地方，自然是可以不用拍的！然而，當痛到我們已經不能忍受的時候，可以停嗎？基本上，還是回到個人對疼痛的耐受力，而且瘀毒越大顆、越密集，出瘀過程自然越痛。

舉例來講，假使膝蓋沒有瘀毒，拍打膝蓋自是不痛，可是有些人的膽經堵得厲害，敲拍環跳穴時，瘀血要從肌肉束鑽出來，就跟被針刺到沒有兩樣。

但是，只要完成第一次拍打之後，通常進行第二次拍打，就能夠有較高的忍痛度，也可以說毒素稍微排出了，也慢慢比較不痛了，並逐次遞減。不過，也不能完全以「次數」和「疼痛度」，做等比例的推估。

排瘀，就是要把毒拍離身體的經脈，經脈才是身體代謝排毒的關鍵。

因此，「拍不投機」說的就是這層道理，若是因為怕痛就不敢拍、拍得短，敷衍了事，中途就放棄，只把毒瘀位移幾釐米，沒有拍到表面組織，那麼就算是白做工了！

02 拍打工具選擇

徒手拍打，就是我一開始施行自體拍毒的方式，人體手部有許多穴道，拍打其他部位的時候，可以同時活化手上的穴道。

雙手就是最好的工具

古人說：「雙手是萬能的！」此話所言不假。

徒手拍打，就是我一開始施行自體拍毒的方式，人體手部有許多穴道，拍打其他部位的時候，可以同時活化手上的穴道。

雙手本身就是一個最好的拍打工具，平日就可以徒手拍打，當作身體保健，一方面拍打患部經絡，同時進行手部穴道按摩。

可是長時間拍打和施力的結果，手可能還是會痠痛，而且有力道不足、施力不易的情況，也沒辦法拍得那麼久，因此假使想要更加精準地尋找痛處，此時就可以稍加利用拍打棒。

其實，市面上已有許多種類的拍打棒，一般讀者可以自己尋找方便順手的款式就可以，常見的有長條、片狀、短柄等。

短柄拍打棒，屬於塑膠材質，質地比較硬，適用於手腳。

片狀拍打棒，屬於橡膠材質，質地較為柔軟，適用於膝蓋。

長柄拍打棒，一般採銅木材質，使用上可能比較不順手。

說到底，也不必特別買到什麼工具才可以拍，徒手拍打就是最好的方式。

不過，若是有特別需求，無論想用哪一種工具來進行拍打自癒，用得順手，才是最重要的！

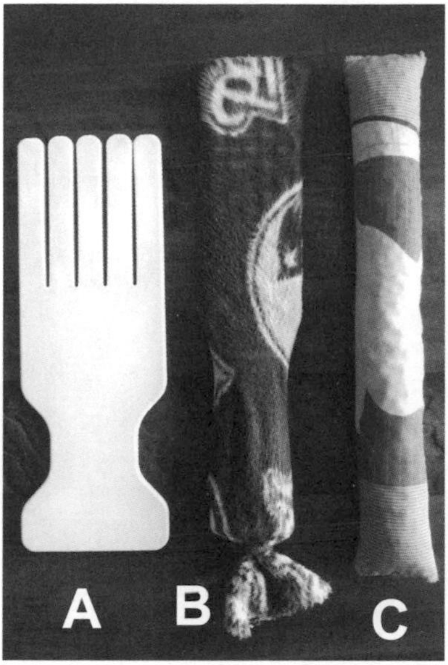

以下簡單介紹三種實用的拍打工具：

A——白色掌形軟式拍打棒

這種掌形軟式的拍打棒，針對重量進行設計，因此拍打起來特別能施展力道，對於拍打關節部位（膝關節）可以省下許多力，而且不會傷及骨頭。

B——硬質拍打棒（包上保護套）

一般硬質拍打棒，價值較為便宜，適合初學者，不過建議包上保護布套，能夠控制力道，避免因拍打造成微血管破裂。

C——紅豆棒（包上保護套）

適合平時的按摩保健，作為熱身用途，能夠舒緩經絡，但是不容易拍出毒痧。

記得幫拍打棒穿上衣服

如同前面所述，使用各式材質的拍打棒時，有些可能材質過硬，或是施力過猛，想要避免拍打時造成微血管破裂，可以幫拍打棒穿個小外套。

如果沒有墊上那層衣服的話，拍打棒的橡皮或塑膠一直和表皮接觸，缺乏緩衝層，接觸面的微血管就會因此破裂，湧現一小點一小點的鮮紅色，這並非毒痧，只是出血，請留意不要誤解了。

假使是毒痧的話，基本上是一顆完整的型態，並不會散開，且大小不一定，大一點直徑可能達到一公分寬，而且呈現深墨綠色。

我一開始是幫它穿上襪子，只要拿家裡不用的襪子就可以，如果講求美觀的話，就可以裁剪稍微厚一點的布料，縫補造型，再套入拍打棒。

一般進行徒手拍打，身上大多會穿著衣服，如此一來，可能比較無法直接看到出瘀情況，需要不時地掀起衣服才能察覺。假使是打赤膊進行拍打時，使用穿衣服的拍打棒，就可以輕易地看到身體上瘀痧出現的量。

依此，就可以評估出瘀的程度，採對於身體較為和緩的方式，分三次慢慢拍出鬱結的毒痧。

附錄

拍打之外——生活中的「輕」運動，讓成熟大人簡易祛病延壽

古語說：「筋長一寸，壽延十年。」每天維持半小時到一小時的靜坐吐納練習，藉由瑜珈伸展，拉開肌肉束，可使瘀結慢慢地消散，經脈也能一天比一天更為柔軟有彈性。

同時，在飲食上實踐四分食，採用低醣飲食法之外，日常中透過拍打除瘀通氣血，自能遠避種種「老年病」纏身，找回成熟大人的健康自主權！

01

靜坐吐納：鬆心的練習

每天維持半小時到一小時的靜坐吐納練習，當身心靈進入安定平和的氣場，達到放鬆狀態，不只能作為常態性的排瘀方式，還有助於體內自由基的釋放，養生除病。

藉由安定心靈，達到鬆心平靜

身心靈若能維持一致性的放鬆狀態，就能得到整體的安寧和平靜。

有時候，白日坐在電腦桌前忙於處理工作大小事，下班回到家後，已經八九點了，那股不安煩躁的思緒，依然揮之不去，甚至無法平靜的進入深層睡眠，修復身體一身的勞累。

此時，可以透過靜坐來安定紊亂的思緒，藉由靈的安定，帶動身體的平靜，進而引導心靈進入平和的境界。

尤其在晚上九點以後，經脈運行走至三焦經時，不妨在家中找到一處最為舒壓的角落，安靜的坐下來，聽一些心靈或自然的音樂，靜靜的呼吸——慢慢地吸氣，再慢慢的吐氣，試著忘了所有的前塵往事，放下一切，專注其中。

縱然雜念再起的時候，無須在意，讓念頭流過，只要輕輕的放下，再次慢慢專注在呼吸上頭。

每天至少維持半小時到一小時的靜坐吐納練習，當身心靈進入安定平和的氣場，達到放鬆狀態，不只能作為常態性的排瘀方式，還有助於體內自由基的釋放，養生除病。

靜緩深的吐納法

基本上，吐納能讓身心靈回復到平靜狀態，當我們嘗試靜坐之前，可以參考一些相關書籍，或經由音樂導引，慢慢進入澄清之境。

重要的是，靜坐時一定要維持良好的吐納，讓我們吸進足夠的氧氣，就能消除體內自由基，除去一天所累積的疲憊與不適。因此，吐納的氣盡量越長越好，可以藉由練習慢慢培養「氣長」，如同修練氣功一般，採用「腹式呼吸」的方式——鼻吸、鼻吐，速度越緩慢越好，假使搭配靜坐音樂的導引，每一次吸進去的氣息，慢慢從五秒、十秒、二十秒，再到三十秒，把新鮮的氧氣一路送往丹田腹部，讓它沉下去，進而與身體的廢氣交換。

可以留意自己是否使用「胸式呼吸」，若是胸部有太大起伏，氣息則無法到達身體的底層。唯有靜緩深，越是深層，越是平靜，才能達臻鬆心和排毒之效。

鬆心練習，改善失眠問題

不管是靜坐或冥想，都在學習找回呼吸和吐納的步調，當呼吸變深變緩，身體也就不會感到躁動，可以幫助晚上安眠。

從中醫的觀點來看，睡眠失調可歸結為三個問題，一是肺熱，二是肝火旺、三是血氣不通。

肺熱使人睡不著，所以晚間不宜過度運動，盡量在九點以前完成最後的收操。

肝火旺也會使人睡不沉，睡睡醒醒，由於心經屬火，有些人夜裡比較容易燥熱出汗，而睡不著覺，問題在於陰虛，血氣低迷，睡覺成了一件難事。

因此，除了靜坐調息之外，晚上適時的拍打肺經或推拿按摩手肘內側的尺澤穴，亦能幫助泄除肺熱。

肺熱有時導因於心火太盛或肝熱，此時需要先泄除肝熱、滅去心火，可採用推拿手方，按摩腳上的太衝穴，或是拍打肝經，除去肝火暢旺的問題，同時按摩腋下的極泉穴，以及手肘處的少海穴，則能泄除心火，同時滋陰補腎。

更簡單有效的方法，即是輕拍上臂、上臂和胸腔的連結處，可同時緩解心火、除肺熱，有助改善失眠症狀。

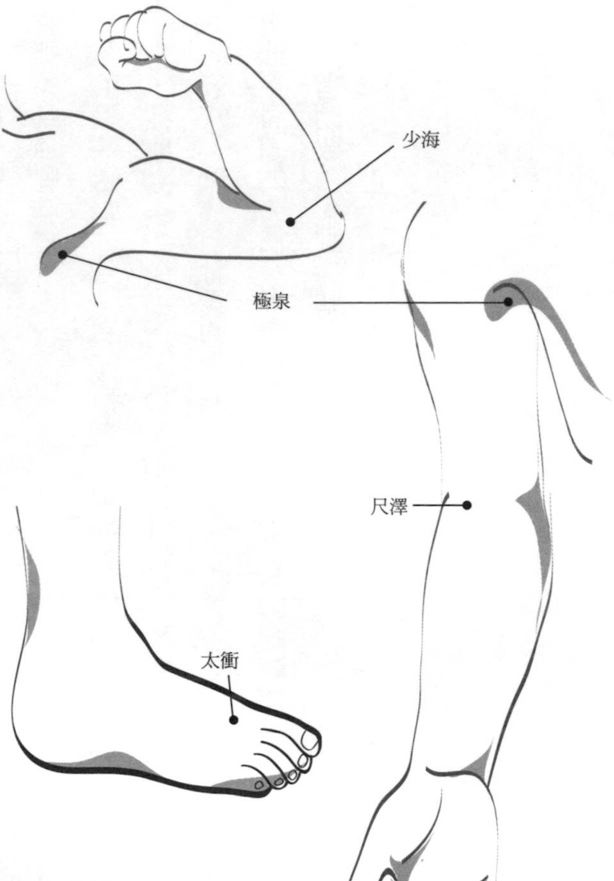

按摩腳上的太衝穴，或是拍打肝經，
除去肝火暢旺的問題，
同時按摩腋下的極泉穴，
以及手肘處的少海穴，則能泄除心火，
滋陰補腎。

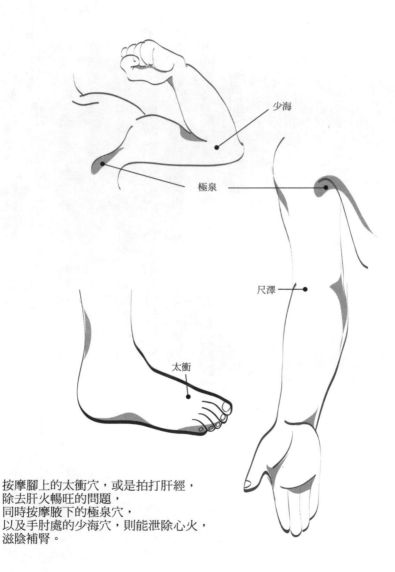

02

瑜珈伸展：修練身心，強化精神能量

當經脈的肌肉束內藏毒瘀，身體就會產種種不適問題，藉由瑜珈伸展，拉開肌肉束，可使瘀結慢慢地消散，經脈也能一天比一天更為柔軟有彈性，這也就是為何有「筋長一寸，壽延十年」的說法。

鍛鍊肌肉，消除瘀結

瑜伽有很多流派，有的主冥想及精神上的修練，有的透過身體修煉，強化精神能量。我自己則比較傾向哈達瑜伽，主要以體位法來鍛鍊身體的養生方法，藉此提升肌肉彈性，同步提升經絡的通暢度。

練瑜伽不只是在練習肌肉束的放鬆，而是透過對於肌肉的控制力，提升內在氣血的運行，如果只是一味的放鬆，並無法達到氣的提升。

根據研究，瑜伽的肌肉束，也就是中醫經絡的所在位置，鍛鍊肌肉束，正是強化經脈氣血的運行能力。

所以，透過瑜伽的練習，可以清除藏匿於肌肉束內的瘀，瘀愈小愈容易清除，若是一直保持瑜伽伸展練習，能有效防止瘀毒的沈積。

很多人都是等到年紀大了，才開始做瑜伽，拉筋時，總是邊做邊忍受痛楚，原因在於經脈的肌肉束已經內藏了不少瘀。

當經脈的肌肉束內藏毒瘀，身體就會產種種不適問題，藉由瑜珈伸展，配合呼吸吐納法，拉開肌肉束，可使瘀結慢慢地消散，經脈也能一天比一天更為柔軟有彈性，這也就是為何有「筋長一寸，壽延十年」的說法。

經脈有了足夠的彈性，也就有了足夠的氣血運化能力，提高細胞含氧量，營養細胞和排毒代謝能力不斷強化，身體組織的自癒能力自然恢復，因而維持青春、返回年輕，也不再只是個夢想。

拉筋延壽，日常瑜珈伸展法

筋縮，是萬病之源。

俗語說：「筋長一寸，壽延十年。」瑜伽，可以成為每日持續性「開筋活脈」的習慣。

不合適的拉伸難度，很容易造成肌肉拉傷等問題，選擇自己做得來的動作，並逐步加強，才能建立起身體經脈的彈性基礎，培養身體自發氣的能力，讓達到通暢經脈和氣血的目的。

以下分享幾種日常瑜伽伸展法：

▼膽經伸展

左右轉身、側身拉伸，可以通膽經。

雙手平舉，左右來回旋轉，先熱身將脊椎骨放鬆，慢慢來回二十次，雙腳與肩同寬，平舉雙手，側身拉伸，左手舉過頭，從頭部、手部、腰，漸次往右延伸，可讓上身膽經得到良好的伸展，待左邊做完後，再換邊進行，左右各三到五次。

側身拉伸後，身體前彎，再往左右腳靠近，做更深層的拉伸，進而拉動下半身的膽經經絡。尤其是拉動臀部上方的肌肉束，也就是環跳部位，延伸膽經彈性。

▼膀胱經伸展

雙腿微張，身體向上後，維持上身平直，腰部前彎，再往下伸展，可以充分拉伸後背肌、大腿及小腿的部位。

維持呼吸，吸氣使身體上升，吐氣時再次放鬆，將身體放到最低，反覆做五個吸吐循環，可讓膀胱經得到最佳伸展。

▼肝經拉伸

將身體平坐於地上，雙腿張開大於一百二十度，或個人可張開的最大程度，身體向上拉伸後，前彎往前放下，此動作可感受到雙腿內側的拉伸壓力，內側的肌肉束就是肝經所在，往前放持續在自己可以忍受的強度內，維持一到兩分鐘。

▼心包、肺經的手臂伸展

雙腿微張，雙手平舉與肩同高，吸氣身體向上後仰，手臂往後水平拉伸，運動到肱二頭肌群及肱橈肌，也就拉伸心包及肺經的經脈。

▼三焦經的伸展

手臂平舉，雙手互握，吐氣後，將胸椎、頸椎往後頭部內縮，使後背肌、肩頸部位有充足的拉伸，想要進一步加強的話，再將頭部左右延伸，至可拉展到三焦經背後的肌肉，進而調和內分泌系統。

▼腎經的伸展

進行適度的側壓腿，同時拉伸肝脾腎三條經絡，做腎經脈的伸展。

此外，每日執行二十至五十回合的深蹲，可以通脾健胃，維持消化道的健康，也有助女生縮臀緊腹，可說一舉數得。

03

四分食：低醣飲食的日常實踐

四分食，指的就是蛋白質、蔬菜、水果、醣類這四類，分成四等份，同時減少醣類的攝取，有助減輕身體負擔，達到日常生活的養生與保健。

日常四分食，減少身體負擔

該如何藉由飲食，達到調養身體的目的？

我們平常食用澱粉、醣類的食物份量都過多，反而造成系統運行的負擔，因此可以再維持營養均衡的攝取下，嘗試「四分食」的低醣飲食法，將蛋白質、蔬菜、水果、醣類分成四等份，同時減低醣類攝取，控制在供給一日勞動的能量所需即可，油品則以椰子油及橄欖油為搭配，日常中養成拍打、靜坐等運動習慣，有助慢慢恢復身體自癒力。

「四分食」的低醣飲食法：

- 蛋白質：肉類、豆類、豆漿等豆製品，富含胺基酸、卵磷脂。
- 蔬菜：各式各色的蔬菜，具有礦物質、維生素、輔酶。
- 水果：纖維質幫助身體消化、代謝，富含酵素、消化酶。
- 醣類：建議以糙米、五穀米，代替精製穀類或白米，減少白麵、白糖攝取。

當身體中的血糖不足，就會發出飢餓訊號，通知需要進食了，然而我們可以反過來觀察自己，醣類的攝取上是否偏多偏高。假使三餐定時的情況下，在該用餐前的時間點，肚子若是沒有飢餓的感受，代表血液中的血糖濃度還太高，就需要調整一下醣類的攝取，避免胰臟、肝臟長年受到過大的負擔。

有氧生活，找回身體的健康主控權

這裡簡單說明身體運作方式，無論是休息狀態或運動中，維繫組織的正常運作都必須倚靠腺苷三磷酸（adenosine triphosphate, ATP）的參與。

身體經由細胞內的粒線體產生約百分之九十的能量 ATP，為了產生 ATP，粒線體必須消耗許多氧氣，估計約有百分之九十的氧分子都為粒線體用掉。

當氧氣供應充足時，脂肪酸、醣類與胺基酸三大營養素能夠經由代謝後，進入粒線體，進行檸檬酸循環與氧化磷酸化反應，以得到大量ATP，做為身體的能量來源。

若是氧氣無法在短時間內快速供應至肌肉細胞，粒線體因氧氣供應不足，無法進行氧化磷酸化反應，而產生出能量，檸檬酸循環也將停頓下來，脂肪酸與胺基酸也會無法氧化產生能量，只能勉強以葡萄糖行無氧糖解作用，藉由乳酸的產生，以快速換取能量的供給。由於缺氧模式下產生的能量，是為了提供短時間內應急使用，相對能量的產率偏低。

由此可知，身體的運作需要大量的氧氣，而氧氣則有賴於三大營養素的攝取和代謝。

長期進行無氧運動會造成乳酸囤積，久而久之造成酸性體質，幾乎是所有慢性病的源頭，因此不推薦無氧運動。

想要保持細胞功能正常運作，從飲食上的源頭管理來減少身體負荷，才是養生第一要務，減少醣類的攝取，即是根本之道。

當我們吃下大量主食澱粉時，澱粉被消化後，從消化器官進入了血管，但是從血管到轉換為脂肪，需要胰島素的協助才可以達成，也因為長期高醣飲食，血糖轉換失靈，導致胰島素偏高現象，引發後續的高血糖和高血脂症狀，當胰臟出現運作不良時，糖尿病也就不遠了。

除了實踐「四分食」，採用低醣飲食法之外，日常中透過拍打除瘀通氣血，維持經脈和細胞中的含氧量，自能遠離種種「老年病」纏身，找回成熟大人的健康自主權。

國家圖書館出版品預行編目 (CIP) 資料

拍毒聖經：破解五大群族健康困擾的拍打排毒 / 林英權作 .
-- 第一版 .-- 臺北市 : 博思智庫 , 民 107.01 面 ; 公分
ISBN 978-986-95223-7-3(平裝)
1. 穴位療法 2. 經絡療法

413.915 106024072

美好生活 25

拍毒聖經

破解五大族群健康困擾的拍打排毒

作　　者｜林英權
執行編輯｜吳翔逸
專案編輯｜胡　梭
資料協力｜陳瑞玲
美術設計｜蔡雅芬
行銷策劃｜李依芳

發 行 人｜黃輝煌
社　　長｜蕭艷秋
財務顧問｜蕭聰傑
出 版 者｜博思智庫股份有限公司
地　　址｜104 台北市中山區松江路 206 號 14 樓之 4
電　　話｜(02) 25623277
傳　　真｜(02) 25632892

總 代 理｜聯合發行股份有限公司
電　　話｜(02)29178022
傳　　真｜(02)29156275

印　　製｜永光彩色印刷股份有限公司
定　　價｜300 元
第一版第一刷　西元 2018 年 01 月
第二版第五刷　西元 2022 年 07 月

ISBN 978-986-95223-7-3

博思智庫股份有限公司
博思智庫粉絲團　Facebook.com/broadthinktank

博思智庫

博思智庫

博思智庫

博思智庫